제대로 알면 **못 고치는 위장병**은 없다

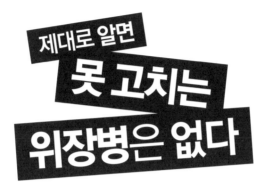

제대로 알면 못 고치는 위장병은 없다

내시경도, 초음파도 알려주지 않는 위장 질환의 진실

강신용 지음

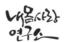

prologue

병의 치료는
제대로 아는 것에서 출발한다

    필자는 의료 고민을 공유하는 온라인 커뮤니티에 들어가 보곤 한
다. 의사 앞에서도 쉽게 말하지 못하는 사람들의 솔직한 심정들을
볼 수 있기 때문이다. 그런데 어느 날 한 커뮤니티에 오랫동안 위장
질환을 앓아온 분이 쓴 글을 보게 되었다. 긴 시간 위장질환으로 고
통을 받아왔으나 여러 병원을 가도 정확한 원인을 알 수가 없었다고
한다. 내시경을 하고 초음파 검사를 해도 뚜렷한 병명은 없고, 약을
처방받아 증상이 좀 호전된다 싶다가도 이내 증세는 반복되었다. 치
료는 둘째 치더라도 왜 이렇게 아픈지 제대로 알기라도 하면 좋겠다
고 호소했으나 방법이 없었다고 한다. 그는 결국 여러 병원을 전전
하다 다행히 진짜 원인을 찾아준 의사를 만났고, 몸을 회복했다. 그

는 "이러한 진실을 제대로 알려주는 의사를 만난 것이 가장 큰 복이었다."라는 일침 있는 글로 마무리했다.

필자는 글을 읽으며 참 안타까웠다. 비단 이 글을 올린 사람뿐 아니라 얼마나 많은 사람이 자신의 고통을 안고 해결책을 찾아 이 병원 저 병원을 전전했을까. 그 모습이 눈에 선하게 그려졌다. 아마 대부분이 나름의 방식을 찾아 정확하지 않은 정보를 바탕으로 잘못된 치료를 해나갈 것이다.

필자 역시 수만 명의 사람들을 만나오면서 의사를 향한 불신 가득한 모습을 보았다. 충분히 그들을 이해한다. 20분도 채 안 되는 진료 시간 동안 무엇을 들을 수 있었을까. 그리고 무엇을 알 수 있었을까. 그래서 필자는 의료인으로서의 '책임감' 때문에 이 책을 쓰기로 마음먹었다.

'건강을 지키는' 데 있어 가장 중요한 것은 바로 '아는 것'이다. 우리 몸에 대해 제대로 알아야 문제가 생겼을 때 제대로 치료도 할 수 있기 때문이다.

필자는 이 책을 통해 현대인들의 고질병인 '기능성위장질환'에 대해 살펴볼 것이다. 위장 문제는 현대인들이 겪고 있는 가장 흔한 질병이며, 다른 병인 줄 알고 왔는데 결국 기저에 위장과 관련한 문제가 있다는 걸 알게 되는 경우가 부지기수다. 실제로 만성 전신질환 환자들의 90% 이상이 기능성위장질환을 가지고 있다. 그리고 무엇보다 우리가 간과하고 있는 사실이 있다. 지금 내가 앓고 있는 병이 잘 치료되지 않는 문제의 중심에 '소장'이 있다는 것이다. 위나 대장은 내시경 검사라도 할 수 있지만 소장의 문제는 내시경으로도 검사할 방법이 없어 진단이 어렵기 때문에 역류성식도염, 담적, 과민성장증후군의 원인을 쉽게 찾을 수 없고 치료도 어렵다. 그래서 필자는 오랜 기간 관심을 갖고 연구하여 기능성위장질환의 핵심적인 원인에 '소장'이 있다는 것을 깨닫게 되었고, 소장의 문제는 곧 소화 문제로 이어지고, 소화 문제는 전신질환의 문제로 이어진다는 것을 깨닫게 되었다. 이 책에서 그 내용을 충분히 다루려 한다.

위장질환이 전신질환을 만든다

건강의 기본은 소화를 잘하는 것에서부터 시작된다. 만성질환의 시작점은 위장기능장애이기 때문에 질병의 치료 또한 위장기능을 회복하는 데서 시작되어야 한다. 병을 치료하고 건강한 몸을 만드는 데 있어 위장기능을 잘 살피고 유지하는 것은 매우 중요하다.

그러나 현대인들은 위, 장 건강을 손상시키는 설탕이나 가공, 정제된 탄수화물과 인스턴트, 배달 음식에 익숙해져 있다. 또 빵, 면, 콩 등에 많이 있는 글루텐과 렉틴, 자주 사용하는 식물성오일은 위장손상의 주범으로 작용하는데도 현대인들은 별생각 없이 이러한 음식들을 자주 먹고 있다. 급식, 과식, 야식, 폭식 등의 나쁜 식생활도 늘 우리들의 위와 장을 혹사시켜 소화기능에 악영향을 준다. 식습관뿐 아니라 빈번한 스트레스와 올빼미 생활로 인한 수면장애 그리고 조금만 불편해도 바로 손이 가는 약물 복용 등의 생활습관 또한 위와 장을 자극하고 손상시키면서 위장기능 자체를 떨어뜨린다.

위장기능이 떨어지면 덜 분해된 음식 조각이 인체에 독소로 작용하고, 장내세균불균형이 발생한다. 이로 인해 장벽은 자극을 받게 되고 이 자극이 지속되면 장을 손상시켜 염증을 발생시킨다. 이로 인해 우리 몸의 1차 방어막인 장이 무너지면서 장누수가 발생하고, 그 결과 몸 안에서 다양한 질환들이 생겨난다. 이때 독소가 전신을 타고 돌다가 인체 어느 장기를 공격하는가에 따라 각각 다른 질병이 나타나게 된다.

따라서 전신질환의 치료와 건강의 기본은 위장을 다스리는 것에서 시작된다. 질병을 방지하고 건강한 몸을 만들기 위해서는 평소에 위와 장의 건강을 잘 다스려 소화기능이 잘 작동하도록 유지해야 한다. 장내세균 또한 세균종이 다양하고 균형 있게 잘 조성될 수 있도록 관리해주는 것이 매우 중요하다. 만약 만성질환으로 고생하고 있다면 내 몸의 위와 장부터 되돌아보아야 한다.

필자가 이 책을 쓴 것은 단순히 기능성위장질환에 대한 소개만이 목적이 아니다. 치료가 잘 안 되거나 병명도 원인도 모르는 질병으로 고통받고 있는 사람들에게 그 원인이 기능성위장질환에서 시작되었을 수 있다는 점을 알리고 싶은 마음이 사실 더 크다. 특히 음식이 위장질환에 영향을 끼친다는 것, 장내세균이 인체 대부분의 질병과 연관성이 크다는 사실에 대해 정확하게 이해하기를 바란다. 이 책을 보게 되면 기능성위장질환이 어떻게 전신에서 만성질환을 만드는지 그 과정을 이해하게 될 것이고 왜 치료가 어려웠는지 그 이유도 알게 될 것이다.

아울러 무엇보다 이 책을 만난 독자들이 '제대로 된 의사를 만나는 복'을 누릴 수 있기를 바란다. 이 책의 제목처럼 제대로 알고 내가 내 몸을 지키는 강한 힘을 가지게 된다면 못 고칠 병은 없다.

— 2022년 3월,
강신용

Contents

Part 2 ———
단지 원인을 몰랐을 뿐이다

Part 3
좋은 환자와 좋은 의사가
완벽한 치료를 만든다

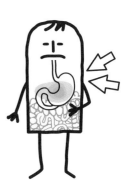

Part 1

위장을 고쳐야
내 몸이 산다

Know, Heal and Care

Chapter 1.

사실, 모든 질병은
위장에서 시작된다

특별히 아픈 곳은 없지만 몸이 계속해서 무겁고 피곤하며 수면장애를 호소하는 사람들이 증가하고 있다. 이들에게는 '위장장애'라는 공통적인 증상이 존재하는 경우가 많다. 한의학에서는 이러한 사람의 신체 상태를 '미병(未病)'이라고 하고 양방에서는 '반건강'이라고 말한다. 뚜렷한 병명은 없지만 건강상 여러 불편한 증상을 호소한다.

한국 한의학 연구원, 한의 의료기술연구 그룹의 이시우 박사팀은 최근 한 달간 성인남녀 1101명을 대상으로 조사를 진행했다. 그 결과 피로와 통증, 수면장애, 소화불량, 우울감, 분노, 불안감 등 총 7가지 건강하지도 아프지도 않은 중간 단계인 미병과 관련한 증상을 보인다는 사실이 밝혀졌다. 우리나라 성인 인구의 약 47%가 병이 없음에도 건강상 여러 가지 이상을 호소하고 있으며, 7가지 증상에 대해서는 79.7%가 피로감을, 30.8%가 통증을 느낀다. 또 분노를 느끼는 사람들은 8.7%였으며, 소화불량을 느끼는 사람들은 18.3%, 우울감을 느끼는 사람들은 17.3%, 수면장애를 느끼는 사람들은 16.7%, 그리고 불안감을 느끼는 사람들은 12.8%로 그 뒤를 이었다.

미병 상태의 사람들이 늘어가고 있지만, 이들 중 의료기관을 방문하여 문제를 해결하는 비율은 매우 낮다는 것이 큰 문제다. 이 미병은 위장장애라는 요인을 시작으로 확대되어 갈 가능성이 크기에 왜미병이 발생하는지를 정확히 파악하고 위장장애를 개선해야 하는데도 불구하고 이를 무시, 간과하여 가볍게 여기는 경우가 대부분이다.

소화가 안 된다는 것은 조만간 다른 장기들도 안 좋아지고 질병이 나타날 수 있다는 것을 알려주는 메시지이자 몸이 보내는 신호이다. 대부분의 질병은 위장에서 시작된다. 미병을 시작으로 만성 전신질환이 일어나기 전에 분명 소화장애에 대한 사인이 있었을 것이다. 이 사인을 잘 알아채고 조기에 치료하거나 예방을 하는 것만으로도 우리는 큰 병을 막고 건강한 몸으로 살 수 있다. 따라서 소화가 얼마나 중요한지 또 그러기 위해 위장을 어떻게 관리해야 하는지를 알아보는 것은 우리의 건강을 지키기 위한 시작이자 전부임을 알아야한다.

과민성장증후군에 걸린 사람이 병원에 가면 늘 하는 말이 있다. "대체 원인이 뭘까요?" 그러면 의사는 "요즘 뭐 스트레스 받는 일 있으세요?" 혹은 "기분이 다운되거나 우울하거나 하진 않으세요?" 하는 등 정신적 문제로 간주하며 늘 같은 약을 처방해준다. 일상을 괴롭히는 고통에서 벗어나기 위해 병원을 찾아갔지만, 결국 치료에 대한 어떤 실마리도 잡지 못하고 집으로 돌아오는 것이다.

역류성식도염을 앓고 있는 경우도 마찬가지다. 밤마다 역류하는 증상, 목의 이물감, 타는 듯한 증상으로 괴로워 병원을 찾아가지만 병원에선 "위산억제제 처방해 드릴게요."라는 말밖에는 들을 수가 없다. 그러나 역류성식도염을 오래 앓아온 사람들은 알고 있다. 위산억제제로는 절대 역류성식도염을 고칠 수 없다는 사실을. 오히려 재발이 반복되거나 소화기능이 더 안 좋아지는 경험을 하게 된다. 음식을 조금만 먹어도 체기를 느끼고 늘 더부룩함을 느끼는 담적 역시 병원에서는 이유에 대해 설명해주지 않는다. 그렇게 방치하다 보면 결국 소화기능은 더 떨어지고 장 건강까지 손상되어 만성적인 소화장애를 겪게 된다. 무서운 점은 이것이 소화장애로만 끝나는 것이 아니라 전신으로 영향을 주어 다양한 만성 전신질환들을 만들게 된다는 점이다. 사람들은 원인이 무엇인지 모른 채 증상 완화가 치료인 줄 알고 이 병원 저 병원을 돌아다니다 보니 뚜렷한 답을 찾지도 못하고 의료 쇼핑만 하는 셈이 되고 만다. 그렇게 시간을 허비하고서도 정작 내가 왜 아픈지, 왜 치료가 안 되는지 모르는 것이 현실이다.

또 TV나 인터넷, 유튜브 등을 통해 여러 정보들이 쏟아져나오지만, 그 정보들이 일부분에 치우쳐 있거나 잘못된 정보들이 포함되어 있다는 것도 치료에 걸림돌이 된다. 예를 들어, 어떤 매체에서는 장이 건강에 매우 중요하다고 강조하지만, 이 중요한 장이 소화기능을 좌우하는 위기능에 영향을 받는다는 사실은 별로 언급하지 않는다. 물론 장 건강도 중요하지만 장이 건강하려면 위기능 역시 건강해야 한다. 윗물이 맑아야 아랫물이 맑듯 장 건강은 위 건강의 영향을 받을 수밖에 없다. 위는 놔둔 채 장만 아무리 건강하게 해봐야 밑 빠진 독에 물을 붓는 격이 되고 만다.

이처럼 한정된 정보만을 가진 채로, 병원에서 근본적인 원인에 대해 정확하게 설명을 듣지 못한다면, 환자는 자신이 왜 그 질병에 걸렸는지 알기가 어렵다. 무엇보다 그 정보들이 나에게 딱 맞는 내용인지 스스로 판단하기도 쉽지 않다. 따라서 아픈 사람이 자신의 병을 완전히 치료하기 위해 가장 먼저 해야 할 일은 바로 '자신의 병에 대해 제대로 아는 것'이다. 그러기 위해서는 다음과 같은 의문점을 가져야 한다.

'내가 왜 이 병에 걸렸을까?'
'계속 약을 먹는데 왜 재발하는 것일까?'
'오랫동안 유산균을 먹어왔는데도 왜 장이 안 좋은 걸까?'
'장에 가스가 많이 차는데, 약을 먹어도 왜 안 낫는 걸까?'
'왜 특정 음식만 먹으면 장이 이렇게 불편한 걸까?'

이런 의문점을 가져야만 그 답을 찾기 위한 제대로 된 노력을 시작할 수 있다. 아무것도 모른 채 병원에 가서 처방약만 받아온다면,

그 악순환은 어쩌면 평생 반복될지도 모른다. 필자를 찾아오는 사람들 모두 "이제는 제발 그만 아프고 건강하게 살고 싶다."라고 말하지만, 그 오랜 시간 병원을 전전하면서도 결코 자신의 병에 대해서는 정확히 알지 못하는 모습처럼 말이다.

필자는 질병치료의 핵심을 '제대로 아는 것'에 둔다. 이 책의 제목처럼 제대로 알면 못 고치는 위장병은 없다. 그래서 제대로 아는 것이 중요하다. 그토록 많은 현대인들이 위장질환으로 고통받으면서도 정작 자신의 병이 왜, 어떻게 생기는지 모른다. 어떤 치료 과정을 거쳐야 하는지, 자신은 어떤 노력을 해야 하는지에 대해 알지 못한다. 혹은 잘못된 정보, 오해 등으로 치료의 방향을 잘못 잡고 더 병을 악화시켜 고생만 하고 있는지도 모른다.

이제부터 우리가 앓고 있는 병, 또 현재의 식습관, 생활습관으로 인해 앞으로 발생할지도 모를 기능성위장질환에 대해 '제대로 알기 위한' 여정을 시작할 것이다. 제대로 알면, 반드시 치료할 수 있다. 행복한 삶을 방해하는 기능성위장질환이 일어나는 모든 과정과 원인을 꼼꼼하게 짚고 근원적 치료의 방향을 잡아보면서, 그토록 바라던 건강한 삶을 되찾도록 하자.

Chapter 2.
역류성식도염, 담적, 과민성장증후군은
정말 원인이 없는 병일까?

'기능성위장질환'이라는 명칭이 좀 생소할지도 모르겠다. 기능성위장질환이란 음식물이 소화효소와 잘 섞이지 않아 음식물을 잘게 분해하는 게 어렵거나, 음식물이 위와 장을 이동하는 게 힘들거나, 영양소가 몸속에 잘 흡수되지 않는 것을 말한다. 역류성식도염, 담적, 과민성장질환 등이 가장 흔히 발생하는 기능성위장질환이다. 다음과 같은 증상을 보면 쉽게 이해할 수 있을 것이다. 만성 소화장애, 설사, 변비, 복통, 가슴 통증, 명치 통증, 속쓰림, 메스꺼움, 식후포만감, 가스, 복부팽만감… 이런 증상들은 모두 기능성위장질환의 전형적인 증상이다. 이러한 기능성위장질환은 전신질환의 시발점이 된다.

과거 기능성위장질환에 대한 원인은 모두 정신적인 데서 찾았다. 물론 스트레스는 분명한 원인 중 하나라고 할 수 있다. 그러나 그것이 전부는 아니다. 필자는 기능성위장질환에는 원인이 없는 게 아니라 원인을 모르는 것이라 생각한다. 역류성식도염, 담적, 과민성장질환으로 대표되는 기능성위장질환은 현실적으로 어딜 가도 명쾌하게 치료가 안 되기 때문에 그 원인을 뚜렷하게 말할 수 없는 것이기도 하다. 병원에서 임시로 처방해주는 약이 분명 위에서 나열한 여러 증상을 일시적으로 완화하는 데 도움이 되는 건 사실이다. 그러나 근원적인 원인을 찾아 치료하는 것은 아니기에 이 증상들은 멈추지 않는다는 것이 함정이다.

실제로 기능성위장질환은 원인이 없는 게 아니라 여러 가지이며 복합적이라고 할 수 있다. 여러 원인이 모두 작용하기 때문에 한 가지를 특정할 수 없는 것이 이 질환의 특징이며, 따라서 그 원인들을 섬세하게 찾아내어 하나하나 근원적 치료를 해나갈 때 비로소 치료가 가능하다. 술을 자주 먹는 습관, 나쁜 식습관, 자신에게 맞지 않는 식단, 다양한 기저질환, 무너진 생활리듬 등도 원인이 될 수 있다. 아침에 일어나 똑같이 커피를 마셔도 커피 속의 카페인으로 인해 기능성위장질환으로 이어지는 사람이 있고 아닌 사람이 있다. 이처럼 개개인의 유전자와 건강 상태에 따라 다르게 나타나기 마련이다.

그럼에도 불구하고 공통적인 것은 분명히 위장의 기능을 떨어뜨리고 악순환을 반복하게 하는 일반적인 원인이 존재한다는 사실이다. 즉, 현대인을 수시로 불편하게 만들고 나아가 심각한 질병을 맞이하게 만드는 '기능성위장질환'에는 분명한 복합적인 원인이 있다. 필자는 이 책을 통해 이 원인들을 하나씩 파헤쳐나갈 것이며, 더불어 이와 관련한 잘못된 생각들, 즉 오해와 선입견을 바로잡고자 한다.

제대로 고치려면 제대로 알아야 한다 ──

앞에서 이야기했듯 기능성위장질환은 하나의 원인이 아니라 여러 개의 복합적인 원인을 통해 일어난다. 필자는 기능성위장질환이 생기는 원인을 크게 3가지로 보는데 위산분비, 위장운동, 위장감각이 그것이다. 29페이지를 살펴보자.

표에서 보듯 위산이 저하될 때, 위장운동이 저하될 때, 위장의 통각이 과민할 때 모두 기능성위장질환에 걸릴 수 있다. 그런데 이 중 어떤 것이 우위로 나타나느냐에 따라서 다음과 같이 기능성위장질환의 다양한 증상 및 질환으로 이어진다.

① 위산저하 우위인 경우

'위산저하'는 우리나라 사람들이 흔히 겪는 증상이다. 위산이 저하되어 위로 들어간 음식물이 살균되지 않아 발효, 부패되거나 위산저하로 음식물이 분해되지 않아 위 배출(위에서 장으로 음식이 내려가는 것)이 지연될 경우에는 역류성식도염, 위염이나 장염이 걸릴 수 있다. 40대 중반 이후 스트레스가 많은 사람들, 잘못된 식습관에 길들여 있는 현대인들은 거의 위산저하 상태라고 봐야 한다. 특히 급하

기능성위장질환 분류

위산저하 우위인 경우

- 소화효소 분비 저하 / 세균 과대(발효, 부패)
- 미네랄 / 비타민 결핍
- 위 배출 지연

공통증상

속쓰림

위장운동 이상 우위인 경우

- 메스꺼움
- 팽만감, 가스
- 음식을 먹으면 악화됨

역류성식도염
위염, 장염
구취
명치 통증 / 위궤양, 위염

역류성식도염
담적
구취
과민성장증후군, 변비, 설사

통각 과민증인 경우

- 현재 염증 상태
- 과거에 염증 존재
- 통각 기준이 낮아짐

과민성장증후군
변비, 설사
복통, 경련

게 먹는 습관, 국물에 말아 먹는 식습관, 스트레스, 염증 등이 위산저하를 일으켜 역류성식도염으로 이어진다.

'위산분비가 잘 되는가 안 되는가' 하는 것은 소화의 척도이자 위장질환뿐 아니라 다양한 전신질환을 일으키는 출발점이기도 하다.

만약 난치성 만성질환으로 오랫동안 고생해왔다면, 반드시 위산저하 부분을 점검해봐야 한다.

② 위장운동 이상 우위인 경우

위장운동에 이상이 생길 때 기능성위장질환이 발생하기도 한다. 우리가 가장 흔하게 느끼는 기능성위장질환의 증상 중 하나가 바로 '체했다'이다. 명치 끝이 답답하고 속이 쓰리거나 구역, 구토, 트림, 복부팽만감, 식욕부진이나 헛배부름 등의 증상이 있을 때 우리는 보통 체했다고 표현하는데, 이 모든 게 기능성위장질환에 해당된다. 이런 증상은 주로 운동이상성 위장장애로 우리나라에서 가장 흔하게 나타나는 증상이다. 전문가들은 "기능성위장질환은 위장 점막이 위산이나 음식물에 예민하게 반응하거나 들어온 음식물을 내려보내는 위장의 운동 능력이 저하됨으로써 나타난다. 또 선천적으로 위장기능이 약하거나 또는 불규칙한 식생활, 잘못된 음식습관, 과도한 스트레스, 운동 부족도 원인이 될 수 있으며 음주, 흡연으로 악화되는 경향을 보인다."라고 설명하기도 한다.

위는 가만히 있는 기관이 아니라 운동하는 기관이다. 건강한 사람의 위는 1분에 3번 수축 운동을 하고, 기능성위장질환 환자의 위는 1분에 3번 미만으로 움직이거나 3번을 초과해 움직인다. 만약 3번 미만으로 위운동이 둔해지면 두통과 복부통증을 동반하는 담적이나 소화불량을 일으킬 수 있다. 이렇게 위의 운동 리듬이 달라진 사람 중에는 당뇨병을 앓고 있는 사람들이 많다. 위에는 근육과 신경을 연결시켜주는 '카잘세포'가 있는데, 당뇨병을 오래 앓게 되면 이 세포들이 줄어드는 경향이 있다. 카잘세포가 줄어들면 근육과 신경이 제대로 움직이지 않게 되기에 위의 운동 리듬이 깨져버리게 되는 것이다.

반대로 1분에 3번 초과해 움직이면, 몸에서는 평소 인식하던 정상적인 진동이 아니기에 울렁거림이나 메스꺼움 같은 증상이 나타나게 된다. 위운동이 정상적으로 되지 않는 데에는 여러 이유가 있겠지만, 앞에서 말한 위산저하 역시 위운동 장애의 주 원인으로 작용한다. 위산이 충분히 분비되어야 위가 움직이는데 스트레스, 염증 등으로 인해 위산이 저하되고 위운동이 억제되면 담적이 발생한다.

③ 위장이 통각 과민증인 경우

위장의 감각기능 이상 또한 기능성위장질환의 원인으로 작용할 수 있다. 우리 몸에는 캡사이신수용체(TRPV1)와 같은 통증수용체가 있다. 통증수용체는 우리 몸에 상처가 되거나 손상을 낼 만한 자극을 감지해 뇌로 신호를 보내는 작용을 하는데, 이 수용체가 과민하게 반응하여 내장감각이 과민성을 띠게 될 경우 과민성장증후군, 설사, 변비, 복통, 경련과 같은 증상이 일어난다. 보통 자극적인 음식, 스트레스, 찬 음료 섭취나 에어컨 등으로 인한 온도 변화 등이 원인이 되어 나타나는 경우도 있다.

그리고 매운 것을 먹거나 스트레스 등으로 우리 몸이 자극을 받을 때 우리 몸에서 반응을 하는 세포가 있다. 바로 '비만세포'다. 비만세포는 일종의 면역세포로 '비만'이라는 이름이 붙어 있지만 실제로 비만과는 관계가 없다. 비만세포는 외부 환경과 접하면서 외부 침입에 대한 긴급성을 내부에 알린다. 즉 우리 몸의 외부와 내부의 경계 선상에서 보초를 서는 것이다. 만약 침입자가 왔다고 감지되면 그 순간 비만세포는 염증유발물질을 분비시켜서 염증을 만든다.

이렇게 비만세포가 활성화되면 장운동을 바꾸거나 통증에 대한 민감성을 높인다. 보통 우리가 먹는 알레르기약은 항히스타민제로써 비만세포의 활동을 억제시키는 것이다. 비만세포가 분비하는 히스타민이 통증물질(Substance P)을 분비하면서 통증을 유발하는데, 과민성장증훈군으로 고생하는 사람들은 이미 통증 역치가 낮게 세팅이 된 사람들로, 조그마한 자극에도 과민반응을 보이게 되어 감각 기능이 과민해진 상태이다. 통증 역치가 낮은 사람들은 어릴 때 이미 스트레스로 인해 통증에 대한 세트 포인트가 낮게 설정된 경우가 대부분이다.

과민성장증후군을 앓고 있는 사람들은 비만세포를 자극하는 요인들을 피해야 한다. 즉, 맵고 짠 자극적인 음식, 스트레스, 온도 변화, 감염 등 장을 자극하여 염증을 유발하는 요인들을 피하는 것이다. 이 염증이 장운동을 바꾸거나 복통을 유발한다.

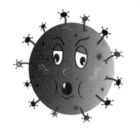

비만세포의 반란 ——

비만세포 안에는 과립구가 있다. 그 과립구(주머니) 속에는 염증 유발 물질들이 가득 담겨 있는데, 스트레스나 매운맛 등의 자극이 들어오면 비만세포는 자신의 몸 안에 있는 과립구를 밖으로 빼내어 터뜨린다. 그러면 주머니 안에 있던 염증 물질들이 분비되어 위장, 호흡기, 생식기, 피부, 혈뇌장벽 등에 염증을 일으킨다.

앞에서 이야기한 대로 기능성위장질환이 일어날 수 있는 3가지 경우 모두 우리 몸에 생긴 '염증'이 영향을 미친다. 몸에 침입자가 들어왔음을 알리며 빨갛게 부어오르거나 발열이 나는 급성 염증은 거의 영향을 미치지 않는다. 하지만 염증이 있는지도 모르는 채 계속 자리 잡고 있거나 반복되는 여러 자극으로 생기는 만성염증의 경우 위산분비 저하, 위장운동 변화, 위장감각 민감성 변화에 영향을 주며 위장질환에 영향을 준다.

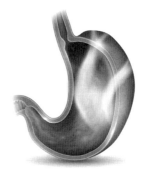

조금만 먹어도 배가 불러요!

위는 상부가 튀어나온 주머니처럼 생겼는데, 음식물이 들어오면 이 부분이 점점 늘어나면서 음식물을 저장한다. 그러나 사람에 따라 이 부분이 제대로 늘어나지 않는 사람이 있다. 이러한 증상은 건강하다가도 갑자기 나타나곤 하는데, 이는 위의 상부에 존재하는 '펀더스'가 제대로 기능을 하지 못해서 발생하는 증상이다. 이럴 경우 음식을 조금만 먹어도 배가 부르고, 더부룩함을 느끼게 되며 시간이 흐를수록 체중이 줄어들게 된다.

펀더스는 음식이 위로 들어오면 위를 늘려 더 많은 음식이 들어올 수 있게 해주는데 이 펀더스에 손상이 생기거나 신경계에 이상이 있으면 위가 확장을 할 수 없어 음식을 조금만 먹어도 조기 포만감으로 인해 불편함을 느끼게 된다.

보통 사람은 200cc 정도의 음식물이 들어오면 팽창으로 불편함을 느끼지만 위 신경이 예민한 사람의 경우, 위에 음식이 100cc 정도만 들어와도 과식한 것 같은 불편함을 느끼곤 한다. 흡연과 같은 요소로 인해 위산을 중화시키지 못해 십이지장이 산성화될 경우 위 신경이 예민해진다는 연구결과가 있다. 그리고 이처럼 위 신경이 예민하면 통증이나 속쓰림과 같은 증상이 나타나게 된다.

기능성위장질환을 반드시 잡아야 하는 이유 ——

스트레스, 잘못된 식습관과 생활습관, 질환의 유무, 약물복용 등 기능성위장질환의 원인은 도처에 존재하며 생각보다 복합적이다. 병원에서는 "원인이 없다."라고 이야기하지만 실제로는 잘못된 생활양식들이 기능성위장질환을 유발한다.

2부에서는 우리는 기능성위장질환의 대표적 질병인 역류성식도염, 담적, 과민성장증후군에 대해 면밀하게 살펴볼 것이다. 그전에 먼저, 우리가 기능성위장질환을 반드시 잡아야 하는 이유에 대해 살펴보도록 하자.

우리가 기능성위장질환을 반드시 잡아야 하는 가장 중요한 이유는, 대부분의 전신에서 발생하는 질환들은 소화기능의 장애로부터 시작되기 때문이다. 소화가 잘 안 되어 발생하는 음식독소들, 영양결핍, 장내세균불균형으로 인한 면역불균형 등이 전신질환 발생에 영향을 미친다. 필자를 찾아온 사람들은 치료가 잘되지 않는 알 수 없는 전신의 질병들을 앓고 있다며 고통을 호소하는 경우가 많다. 그러나 이 모든 것이 기능성위장질환으로부터 발생했다는 것을 알게 된 후 "위장은 전신질환과 별개인 줄 알았다." "진작 위장 문제인 줄 알았다면 얼마나 좋았을까." "이렇게 내버려두지 않았을 텐데⋯." 라며 안타까워하는 경우가 많았다.

만약 이미 전신질환이 만성상태로 오랫동안 치료가 되지 않아 고통받고 있다면, 기능성위장질환이 존재하거나 위장에 문제가 있을 가능성이 크다. 특히 아래와 같은 질환이 있는데 치료가 잘 안 되고 있다면 반드시 기능성위장질환에 대한 병행치료에 들어가야 한다.

- 여성질환(자궁근종, 자궁내막증, 생리통, 생리불순, 불임 등)
- 알레르기질환(비염, 축농증 등)
- 자가면역질환(갑상선기능저하, 항진, 안구건조, 건선, 한포진, 류마티스, 크론병 등)
- 간질환(만성피로, 지방간, 간염, 구취, 치질 등)
- 피부질환(여드름, 주사비, 습진 등)
- 대사질환(고혈압, 당뇨, 고지혈, 동맥경화 등)
- 심혈관질환(중풍, 뇌경색, 뇌출혈, 심근경색, 협심증 등)
- 뇌질환(불면증, 우울증, 불안, 공황장애, 치매, 파킨슨 등)
- 만성통증(두통, 편두통, 요통, 관절통, 섬유근막통 등)
- 염증성질환(방광염, 전립선염, 요도염 등)
- 순환계질환(냉증, 부종, 하지정맥 등)
- 비만/과체중

무엇보다 우리는 기능성위장질환들이 심각한 전신질환들의 단초가 될 수 있다는 사실을 기억해야 한다. 따라서 기능성위장질환을 잡는 것만으로도 수많은 만성 전신질환들을 근본적으로 치료할 수 있다.

보통 '내가 먹은 것이 나다'라고 말하지만 아무리 좋은 것을 먹어도 내 몸에 소화되어 흡수되지 않으면 오히려 몸을 더욱 망치는 독소가 되어 장기간 쌓이면 훗날 전신질환으로 이어진다. 따라서 소화에 문제가 있다면 빠른 시간 내에 치료하는 것이 더 큰 질병으로 이어지는 것을 막는 길이다.

Part 2

단지 원인을
몰랐을 뿐이다

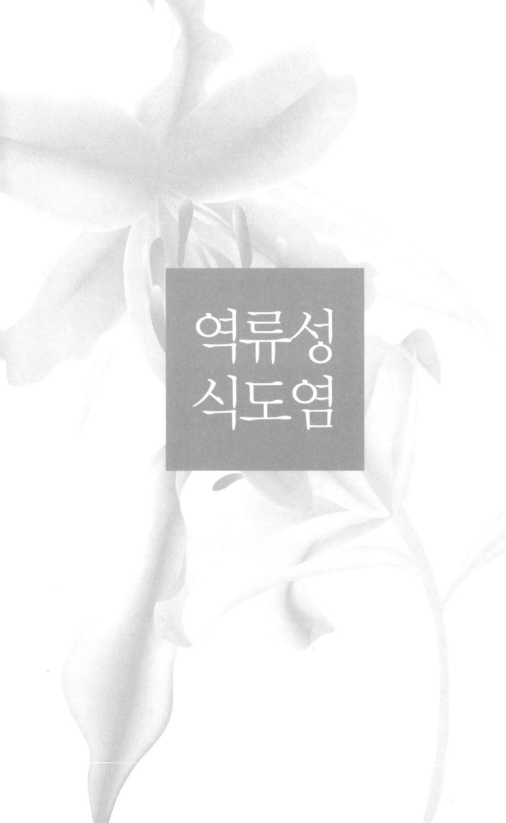

역류성
식도염

Know, Heal and Care

Chapter 3.

역류성식도염,
원인을 제대로 알면 고칠 수 있다

다양한 질병을 안고 필자를 찾아오는 사람들을 진료하다 보면 공통적으로 오랫동안 위장과 관련된 질환을 앓아왔다는 사실을 알게 된다. 앞에서도 이야기했듯 우리 몸에 일어나는 전신질환들은 그 최초의 사인으로 반드시 위장과 관련된 이상 신호를 보내온다. 소화가 잘 안 된다거나 속이 더부룩하고 자주 가스가 생기거나 설사와 변비를 반복하는 등. 이러한 신호가 올 때 가볍게 생각하지 않고 내 몸을 점검하는 것이 건강하게 사는 비결이라 해도 과언이 아니다.

이렇게 우리 몸의 적신호를 예고하는 신호 중 한국인에게 가장 많이 나타나는 질환 중 하나가 바로 역류성식도염이다. 대한민국 국민 25%가 앓고 있다고 알려진 역류성식도염은 생각보다 흔하게 나타나는 질환이다. 건강보험심사평가원의 통계에 따르면 역류성식도염으로 병원을 찾은 환자는 2014년 362만 명, 2016년에는 416만 명, 2018년에는 444만 명으로 5년간 꾸준히 증가하고 있다. 환자가 증가하는 이유는 새로운 환자의 증가와 함께 재발로 인해 다시 병원을 방문하는 경우가 많기 때문이다. 실제로 역류성식도염을 겪은 환자들의 70~80%는 다시 증상이 나타난다.

역류성식도염에 걸렸을 때 나타나는 증상은 매우 다양하다. 단순한 속쓰림(가슴 쓰림)부터 시작하여 속쓰림이 없이 발생하는 마른 기침이나 후두염, 트림, 쉰 목소리, 협심증과 비슷한 흉통, 목 이물감, 천식이나 폐렴, 호흡곤란, 불면증, 우울증 등이 역류성식도염을 대표하는 증상들이다. 이 외에도 역류한 산으로 인해 치아가 부식되는 역류성 치아침식 증후군(Reflux dental erosion syndrome)이나 재발성

역류성식도염의 증상들

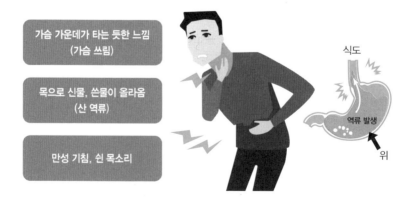

가슴 가운데가 타는 듯한 느낌
(가슴 쓰림)

목으로 신물, 쓴물이 올라옴
(산 역류)

만성 기침, 쉰 목소리

식도

역류 발생

위

중이염(Recurrent otitis media), 폐가 굳는 특발성 폐섬유증(Idiopathic pulmonary fibrosis) 등과 같은 다양한 식도 외 증상 역시 역류성식도염을 통해 나타나는 증상들이다.

우리나라의 제산제 복용실태는 전 세계에서 두 번째로 꼽힐 정도로 높아 심히 걱정스럽다. 이것이 우리나라 사람들 4명 중 1명이 위장질환을 갖고 살아갈 수밖에 없는 이유 중 하나다. 역류성식도염은 단순히 소화가 잘 안 되는 데서 그치지 않고 나중에는 기능성위장질환 및 전신질환으로 이어진다. 따라서 이번 장에서는 기능성위장질환 중 가장 흔하게 발생하는 역류성식도염에 대해 살펴보기로 하자.

어떤 사람이 역류성식도염에 잘 걸릴까?

40세를 기점으로 우리 몸에서는 본격적으로 위산분비가 줄어들기 시작한다. 즉 40대 이상은 잠재적인 역류성식도염 환자라는 것이다. 하지만 이 말이 곧 역류성식도염이 40세 이상 위주로만 일어난다는 뜻은 아니다. 기본적으로 역류성식도염은 스트레스와 식습관으로부터 야기되는 경우가 많기 때문이다.

역류성식도염으로 필자를 찾아오는 계층은 매우 다양하다. 대부분은 늘 불안과 초초로 긴장의 끈을 놓지 못하는 삶을 사는 사람들이다. 직장 내 경쟁과, 구조조정을 앞둔 직장인, 취직시험을 앞둔 취준생, 학업이나 친구들과의 인간관계로 힘든 학생, 수능을 앞둔 수험생, 고부간의 갈등, 남편과의 갈등, 자녀 문제나 집안일 등으로 스트레스를 받는 주부. 경제적인 문제에 대한 스트레스, 법적 소송에 휘말린 사람들 등 다양한 계층의 사람들이 역류성식도염으로 고통을 받고 있다.

이렇게 스트레스를 받는 상황, 자극적인 음식, 염증을 유발하는 음식, 급식, 폭식, 과식, 야식, 식후 바로 눕거나 자는 습관, 야행성 활동으로 인한 수면 부족, 알코올, 흡연 등의 습관들은 위산저하를 불러일으키는 요인으로 작용하기 때문에, 현대인들은 역류성식도염에 잘 걸릴 수밖에 없다.

강 원장이 바라보는 역류성식도염이란? ——

역류란 인체의 방어작용이다. 소화가 안 된 음식물이 소장으로 내려가면 인체에서 독소로 작용해 전신에서 다양한 질병을 유발한다. 이때 인체 방어작용으로 위는 소장으로 내려가는 걸 방지하지 위해 본능적으로 음식물을 오래 붙잡고 있으려고 한다. 이 과정에서 세균들 때문에 음식이 발효, 부패해 다량의 가스가 발생하게 되는데, 이 가스가 하부식도괄약근을 열어버림으로써 역류가 일어나게 된다. 위는 위산에 대한 보호막이 있지만 식도는 위산에 대한 보호막이 없기 때문에 위산이 식도를 자극하면 염증이 생겨 역류성식도염이 발생하게 된다.

흔히 우리는 역류성식도염이 위산과다로 인해 일어난다고 알고있지만, 역류성식도염은 위산저하로 인해 유발되는 경우가 대부분이다. 역류성식도염은 가장 중요한 소화효소인 '위산'이 잘 분비되느냐의 여부에 따라 결정된다. 역류성식도염에 걸려 병원에 가면 위산억제제를 처방해주는데, 필자는 위산억제제를 장기간 복용할 경우 오히려 역류성식도염이 더 장기간 지속되는 아이러니한 상황을 많이 보았다. 위산억제제는 속이 쓰린 증상을 완화해줄 뿐 근원적 치료가 되지 못한다. 그럼에도 불구하고 현재 역류성식도염의 치료는 증세 완화를 위주로 이루어진다. 사람들은 약을 먹고 일시적으로 나아지면 치료가 된 것으로 안다. 병이 재발하는데도 심각성을 느끼지 못하고 다시 약을 먹으면 되겠지, 하고 생각하는 경우가 많다. 필자는 이것이 역류성식도염 문제를 더 심각하게 만드는 원인이라 생각한다.

그냥 두어도 저절로 해결되는 질병이 있는 반면, 그렇지 않은 질병도 많다. 역류성식도염은 그냥 방치할 경우 점점 소화력을 떨어뜨리고 일상생활에도 지장을 주기 때문에 다른 소화질환에 비해 병원을 찾아가는 경우가 많다. 그러나 병원에서 처방해주는 위산억제제는 말 그대로 위의 소화효소인 위산을 억제시킴으로써 속이 쓰린 증상을 억제해준다. 문제는 이것이 임시방편이라는 사실이다. 이렇게 병에 대한 잘못된 접근과 약물 오남용이 우리 몸을 망가뜨리는 요인 중 하나가 될 수 있다.

위산억제제를 장기간 복용하면 오히려 소화불량을 만들어 담적, 과민성장증후군 등 다양한 위장질환을 만들 뿐만 아니라 장내세균 불균형이 만들어져 장벽이 손상되어 장누수로 이어져 전신에서 다양한 질병을 만들어내게 된다. 실제로 미국 FDA에 의하면 미국에서는 위산분비를 억제하는 약을 4주 및 연간 2회 이상 처방하지 못하는 조건으로 단기간 관리를 위해서 승인되었지만, 현실은 승인된 범위를 초과하여 처방 및 사용되고 있다. 임상 연구들을 볼 때 위산억제제를 장기간 사용했을 때 위험성이 나타나는 것이 일반적이지만, 단기간 사용에서도 충분히 발생할 수 있다. 즉, 단 며칠, 몇 주간의 섭취만으로도 이 약은 큰 문제를 유발할 수 있다는 것이다. 여기에 대해서는 뒤에서 좀 더 구체적으로 설명할 것이다.

필자는 역류성식도염을 정확하게 이해하고 제대로 치유하기 위해서는 '위산'에 대해 제대로 이야기해보려 한다. 역류성식도염을 일으키는 핵심에 '위산'이 있다.

위장 건강의 핵심! 위산이 하는 일에 주목하라 ──

위산이 하는 일에는 여러 가지가 있다.

1) 위산은 하부식도괄약근을 닫고 유문괄약근을 여는 역할을 한다

식도와 위 사이에 있는 하부식도괄약근은 위의 음식물이 식도로 역류하는 것을 막아주는데, 위산이 정상적으로 분비될 때만 이 역할을 제대로 할 수 있다. 만약 위산이 분비되지 않아 하부식도괄약근 조절에 실패하게 되면 역류성식도염이 발생한다. 또 위산이 분비되지 않으면 위의 아랫부분과 십이지장을 연결하는 유문의 수축을 조

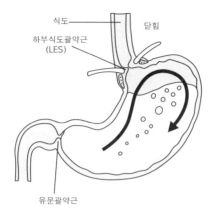

우리 위의 구조

식도

닫힘

하부식도괄약근
(LES)

유문괄약근

절하는 근육인 유문괄약근 조절에 실패하게 되고, 그러면 위 배출이 지연되면서 담적이나 위 마비 등이 유발될 수 있다.

2) 위산은 펩신을 활성화시켜 단백질을 분해한다

펩신은 위에서 단백질을 분해하는 소화효소다. 펩신은 위산이 분비되었을 때만 활성화된다. 평소에는 비활성화 상태인 펩시노겐이 음식물을 통해 단백질이 들어오면 위산에 의해 활성화 상태인 펩신으로 바뀌어, 큰 단백질 덩어리를 1차적으로 분해한다. 그런데 위산이 저하되어 펩신이 활성화되지 못할 경우, 단백질 덩어리가 소화되지 않은 채 그대로 소장으로 내려가 독소로 작용하여 장벽을 자극하여 손상시키게 된다. 이때 장벽이 뚫리는 장누수를 통해 덜 소화된 단백질 조각이 우리 몸 안으로 들어오게 되면 우리 몸이 이를 침입자로 인식하여 알레르기, 자가면역질환 등의 질환을 일으키는 원흉이 된다. 원인을 알 수 없는 질병의 경우, 이러한 상태를 의심해볼 수 있다.

또 위산분비가 저하되면 단백질 분해가 제대로 이루어지지 않아 해독기능에 필요한 아미노산이 결핍되어, 인체의 해독 능력이 저하된다. 그 결과 몸 안에는 독소가 다량으로 생성되어 인체 질병이 가속화된다. 아미노산들은 해독 2단계에 필수적인 물질들로 아미노산들이 부족하게 되면 해독 1단계만 진행된 채 해독 중간 산물들은 독성이 더 강한 채로 혈류로 들어가게 되어 전신에서 다양한 질병을 만들어낸다.

3) 위산은 간과 췌장에 시그널을 보내 소화효소를 분비한다

위산이 시그널을 보내는 곳이 있는데 바로 간과 췌장이다. 간은 지방 소화를 돕는 담즙을 분비하고, 췌장은 탄수화물 소화효소인 아밀라아제, 단백질을 분해하는 트립신, 지방을 분해하는 리파아제를 분비한다. 위산이 정상적으로 분비될 때는 간과 췌장에 시그널을 보내 소화효소들이 정상적으로 분비될 수 있게 한다. 그러나 위산이 저하되어 약산성이 되거나 위산억제제 등을 지속적으로 복용하여 위산의 양이 현저히 떨어질 때는 이 신호를 보낼 수 없게 되어 담즙과 기타 소화효소들이 분비되지 않아 소화불량으로 이어지게 된다. 이때 위운동도 저하되어 전형적인 담적(소화불량)이 발생하게 된다. 소화효소 분비가 제대로 되지 않으면 음식불내증이 발생하고, 이 음식불내증으로 덜 소화된 음식 조각이 독소로 작용하여 각종 전신질환으로 이어진다.

4) 위산의 또 다른 중요한 역할은 '살균'이다

위산은 음식을 통해 들어온 세균, 바이러스, 곰팡이, 기생충 등을 제거하는 역할을 한다. 위산이 제대로 분비되지 않는다면 살균작용 부족으로 위에 남아 있는 많은 세균에 의해 음식이 발효되면서 가스, 팽만감 등이 발생하게 된다. 이때 가스가 과하게 되면 하부식도 괄약근이 열리면서 역류성식도염이 발생할 수 있다. 또 위산이 저하될 경우, 살균작용이 일어나지 않는 데다 위운동 저하까지 겹치게 되면 소장내세균과다증식증인 SIBO가 일어나게 된다.

5) 위산은 비타민B12와 미네랄을 흡수하는 역할을 한다

① 위산이 저하되면 비타민B12가 결핍된다

호모시스테인은 단백질 대사 산물인데, 과다하면 우리 몸에서 독소로 작용하여 염증 및 세포, 혈관 손상을 일으키기도 한다. 그런데 비타민B12는 위산의 분비와 비례 관계에 있다. 위산분비가 잘 되면 비타민B12 흡수가 잘 되지만, 위산분비 저하로 비타민B12가 부족하면 과다해진 호모시스테인이 분해되지 않아 신경기능 저하, 악성 빈혈, 뇌기능 저하 및 뇌질환, 혈관 오염도 증가와 동맥경화가 발생할 수 있다.

② 위산이 저하되면 마그네슘, 아연 등의 미네랄 또한 흡수되지 않는다

미네랄의 경우 우리 몸에 들어왔을 때 이온화가 되어야만 사용할 수 있는 형태가 되는데, 이때 미네랄을 이온화하는 것이 바로 위산이다. 따라서 위산이 저하된 상태라면 마그네슘, 아연 등과 같은 미네랄을 섭취해도 몸에 흡수되지 않는다. 중요한 미네랄 중 하나인 마그네슘은 위산 생성에 영향을 미치고 장운동을 촉진시킨다. 또 위장에서 발생하는 염증을 완화시킨다. 아연은 그 수치가 낮으면 코로나19에 의한 사망률이 높아진다는 말이 있을 정도로 우리 몸에서 중요한데, 이는 아연이 기본적으로 항바이러스와 연관된 역할을 하

전신에 미치는 마그네슘의 역할 ——

1　마그네슘이 부족해지면 눈 밑이 떨린다.
2　마그네슘이 부족해지면 인슐린 저항성이 약해져 당뇨가 야기될 수 있다.
3　마그네슘은 인체에서 300여 개의 효소 활성화에 관여하며 에너지 대사에 있어 매우 중요한 역할을 한다. 부족할 시 만성피로가 생길 수 있다.
4　마그네슘은 미네랄의 균형을 관장하며 세포 안팎의 칼슘, 나트륨, 칼륨을 일정한 비율로 조절한다.
5　마그네슘 결핍은 뇌기능의 문제를 일으키기도 한다.
6　세포 내에 마그네슘이 부족하면 칼슘을 세포 밖으로 못 보내 근육의 긴장과 경련이 발생한다.
7　야채를 안 먹는 사람들에게 결핍이 심하며 스트레스, 수면장애가 있을 때 커피를 마시면 마그네슘 사용량이 증가하고 운동량이 많을 때도 증가한다.
8　심혈관계질환(고혈압, 이상지질혈증, 당뇨병, 협심증, 부정맥, 심방세동, 죽상동맥경화증 등)을 예방, 개선 및 치유한다.
9　염증을 감소시킨다.
10　고혈압을 방지한다.
11　돌연사(관상동맥 질환으로 인한 사망과 갑작스러운 심장사)를 방지한다.
12　우리의 뼈 건강과 연관성을 가지며 부족할 시 골다공증이 생길 수 있다.
13　부족 시 무릎 골관절염을 앓는 사람들에서 통증을 유발하고 기능을 악화시킨다.
14　제2형 당뇨병을 예방한다.

기 때문이다. 아연은 우리 몸에서 면역반응에 따른 세포의 활성화와 세포 분화에 중요한 역할을 하며, 아연이 풍부하면 우리 몸에서 암세포나 바이러스 등과 싸우는 역할을 하는 NK세포와 T세포가 감소되지 않는다. 아연이 풍부하면 감기 증상이 무려 54%나 줄어드는 것이 이를 대표적으로 보여주는 예다. 전 세계적으로 호흡기 감염 질환의 16%가 아연 결핍에 의해 발생하는 것만 보아도 아연이 부족하면 코로나19에 의해 사망할 확률이 높아진다는 말이 허언이 아님을 알 수 있다.

위산분비 저하의 원인들 ——

역류성식도염의 주요 원인은 위산분비 저하다. 앞서 이야기한 것처럼 40대를 기점으로 인체에서는 본격적으로 위산분비가 줄어들기 시작한다. 따라서 40세 이상의 성인들에게는 역류성식도염의 위험성이 잠재적으로 존재한다고 볼 수 있다. 이제 위산분비를 저하시키는 주요 원인에 대해 살펴보기로 하자.

① 스트레스가 위산분비 저하를 만든다

여러 이유로 스트레스를 받은 상태에서 식사 후 체하는 경험을 해본 적이 있을 것이다. 스트레스를 받으면 그 즉시 위산분비가 억제되기 때문이다. 스트레스를 받는다는 건 우리 몸을 교감신경 우위 상태로 만든다는 뜻이 된다. 교감신경은 인체에 위급한 상황이나 스트레스에 반응하여 대비하는 역할을 하는 신경으로, 교감신경이 흥분할 시 심장박동이 빨라지고 위산이 저하되며 몸이 긴장 상태에 놓이게 된다. 반면에 부교감신경은 위장관에 있는 소화효소 분비와 연동운동을 도와주고 소화흡수 기능이 잘 이루어지도록 도와주는 신경이다. 따라서 우리 몸은 부교감신경 우위 상태일 경우, 위산이 나오면서 소화작용이 원활히 이루어지는데, 스트레스로 인해 교감신경 우위 상태가 되면 위산저하는 물론이고 위운동 저하까지 일어나 위장에 문제가 일어난다.

또한 스트레스를 받으면 위장으로 가는 혈류가 저하되는데, 혈류가 저하되면 산소와 포도당 공급이 저하되어 에너지 생산이 저하된다. 그러면 위산을 분비하는 세포의 기능이 저하되어 위산분비가 줄어든다. 필자를 찾아오는 사람 중 자주 '식사 후 소화가 잘 안 된다' '위가 안 움직인다' '소화가 더디다'고 말하는 경우가 있는데, 일상을 들어보면 그들이 심한 스트레스 상태에 놓여 있다는 것을 알 수 있다.

② 염증이 위산분비 저하를 만든다

식물성오일(식용유, 카놀라유 등)을 써서 요리하는 경우, 빵, 면 등 밀가루 음식을 자주 섭취하는 경우, 설탕, 과당 등을 자주 섭취하는 경우 위장에 자극이 되어 염증이 발생할 수 있다. 또 늦게까지 휴대폰을 하면서 잠을 제대로 자지 않는 경우나 과도한 운동을 하는 등의 나쁜 생활습관 역시 인체에 스트레스를 주어 위장에 염증을 유발하는 원인이 된다. 위에 생긴 염증은 위장운동을 저하시킬 뿐 아니라 위와 장 등의 장기기능을 저하시켜 위산분비에 영향을 미친다. 위에 염증이 있게 되면 위산분비, 점액 분비 등 위 세포가 가지고 있는 본연의 기능을 제대로 수행하기 어렵게 되어 소화기능에 막대한 악영향을 줄 수 있다. 또한 염증은 몸에 스트레스로 작용해 위산을 저하시키고 이것이 역류성식도염으로 이어지기도 한다. 장 염증 상태인 과민성장증후군도 교감신경을 활성화시킴으로써 스트레스 반응을 유발하여 위산분비가 억제된다.

③ 잘못된 식습관이 위산저하를 만든다

현대인의 식습관 역시 위산분비를 저하시키는 큰 원인으로 작용한다. 아침에 일어나서 급하게 국물에 말아 먹는 습관, 급식, 불규칙적인 생활패턴으로 인한 과식 및 폭식, 먹방을 보면서 밤늦게 먹는 야식, 그리고 잦은 회식으로 인한 알코 섭취, 가공, 정제된 음식의 과다 섭취 등은 위산저하에 영향을 미친다. 특히 맵고 자극적인 음식은 하부식도괄약근 기능을 저하시킨다. 또 위산을 분비하는 세포에 염증이 생기면 위산을 분비할 수 없게 된다. 앞에서도 말했듯 염증으로 인해 장기들이 제 기능을 못 하게 되면 위산분비가 어려워 역류성식도염이 일어날 뿐 아니라 소화 전반에 걸쳐 문제가 발생한다.

④ 수면 부족이 위산저하를 만든다

하루 동안 먹은 음식물, 스트레스 등을 통해 우리의 위장은 지치고 손상된다. 낮 동안 엄청나게 손상된 위장을 재생, 복구해야만 다음 날 다시 건강한 생활이 가능하다. 이때 손상된 위장을 치료하는 시간이 바로 '수면 시간'이다. 잠을 자는 밤 동안, 특히 새벽 1~3시에 이 작용이 가장 활발하게 이루어지는데 충분한 수면을 취하지 않고 야식을 먹거나, 늦게까지 잠을 안 자거나, 휴대폰을 보거나, 직장인의 경우 늦게까지 술을 마시거나, 교대, 야간 근무로 수면 시간이 부족하거나 일정하지 않을 경우 위장이 복구되지 않으면서 위산이 정상적으로 분비되지 않게 된다. 따라서 하루에 7~8시간 이상 충분한 수면을 취하는 것이 매우 중요하다. 또 수면 시간이 불규칙하거나 현저히 적고, 질이 낮은 수면은 인체에 스트레스로 작용하여 위산저하가 일어나고, 이것이 역류성식도염으로 이어진다.

⑤ 영양 부족이 위산저하를 만든다

위산을 만들 때 필요한 영양이 부족할 때도 위산저하로 인해 역류성식도염이 발생하는데, 이는 현대인들이 가장 간과하기 쉬운 부분이다. 위산을 만드는 데는 마그네슘, 아연, 비타인B군, 비타민C 등이 필요하다. 이 외에도 위산을 만들 때는 소금이 필요한데 지나친 저염식을 장기간 지속할 경우에도 위산저하로 역류성식도염이 발생할 수 있다. 그런데 현대인들의 식습관을 보면 과거에 비해 섭취하는 음식물의 양과 종류는 많아졌지만 오히려 필요한 영양소 섭취는 거의 이루어지지 않고 있다. 마그네슘의 경우, 현대인들의 70%가 부족 현상을 보이는데 다른 영양소들이 충분하다 하더라도 마그네슘 부족으로 위산이 만들어지지 못할 수도 있다. 40대 이후부터 위산저하가 일어나는데, 여기에 마그네슘 부족까지 더해지면 위산저하 문제가 심각해진다. 이처럼 영양 부족 역시 역류성식도염에 영향을 미친다. 이때 음식 섭취로 영양보충을 하는 것이 바람직하나, 현실적으로 음식에는 영양소 함량이 부족하기 때문에 보충제를 섭취하는 것이 도움이 된다.

⑥ 약물과 알코올도 위산저하를 만든다

수술 후나 다른 질병으로 인해 항생제를 오래 복용했거나, 관절염 등으로 인해 진통 소염제, 피부질환으로 인한 스테로이드제를 장기간 복용한 경우 위벽이 약화되어 염증이 발생하게 된다. 위산 억제제(제산제, 프로톤펌프억제제) 등을 자주 혹은 오래 복용한 경우 위산분비가 억제됨으로써 역류성식도염이 발생한다. 그러므로 조금만 아프면 약물을 먹는 습관은 지양해야 한다. 나도 모르는 사이 위산저하를 유발시켜 소화 문제뿐만 아니라 인체 전반적으로 손상을 일으킬 수 있다.

알코올도 위산을 저하시키는 심각한 원인 중 하나다. 알코올은 위산뿐 아니라 각종 소화효소들의 분비를 모두 억제시키기 때문에 소화력이 떨어진 사람들은 알코올 섭취에 주의해야 한다. 알코올은 위산 등의 소화액 분비를 저하시키고 위장벽의 방어기능을 약화시켜 위장벽의 누수를 촉진시킨다. 그 결과 위벽 손상이 가속화되어 위산분비가 저하된다.

역류성식도염, 이렇게 생긴다 ──

앞에서 설명했듯 역류성식도염은 크게 3가지 관점으로 설명할 수 있다.

첫 번째는 위산저하다. 나쁜 식습관, 염증, 스트레스, 영양 부족 등 다양한 요인으로 인해 위산분비가 줄어들 경우 역류성식도염이 발생한다. 두 번째는 소장내세균과다증식(SIBO)에 의해서다. 가스가 차고 배가 빵빵하고 팽만감이 느껴지는 소장내세균과다증식(SIBO)은 위내 압력을 증가시켜 하부식도괄약근 조절에 장애가 생기면서 역류성식도염을 발생시킨다. 마지막으로 세 번째는 위산이 과다한 경우다. 역류성식도염은 대부분 위산저하로 인해 발생하지만, 위산이 과다한 경우에도 발생할 수 있다.

그러면 이제 역류성식도염이 생기는 과정을 살펴보면서, 위산저하와 소장내세균과다증식(SIBO)이 역류성식도염에 어떻게 영향을 미치는지 한번 알아보자.

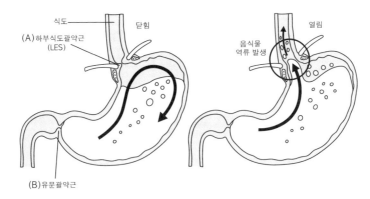

역류성식도염의 발생 과정

식도 / 닫힘 / (A)하부식도괄약근(LES) / 음식물 역류 발생 / 열림 / (B)유문괄약근

1) 위산저하가 어떻게 역류성식도염을 만드는가?

우리가 음식물을 먹으면 그 음식들은 가장 먼저 위로 들어온다. 이때 위산의 분비가 정상적으로 이루어지는 상태라면 왼쪽 그림에서 보이는 A의 부분, 즉 하부식도괄약근이 닫히게 된다. 소화가 어느정도 이루어진 후 B의 유문이 열리면서 위에 있던 음식물들이 차근차근 아래로 내려간다. 그런데 위산이 정상적으로 분비되지 않으면 반대가 된다. 즉 A가 열리고 B가 닫히게 되는 것이다. 그러면 음식물이 밑으로 내려가지 못하고 위로 올라가는 역류성식도염이 발생한다. 이 상황이 반복되면서 염증을 일으켜 타는 듯한 속쓰림 증상이 나타난다. 역류성식도염은 단순히 음식물이 위로 올라오는 것만이 문제가 되는 게 아니다.

위산분비 저하가 무서운 것은 이 증상이 역류성식도염을 유발함은 물론 1차적으로 다양한 위장질환(담적, 소화불량, 위궤양, 구취, 과민성장증후군, 변비, 설사 등)과 함께 2차적인 전신질환으로 이어지기 때문이다. 즉, 불면증, 우울증, 두통 등의 뇌질환, 만성피로, 각종 만성통증 등의 만성질환, 생리통, 생리불순, 불임, 자궁내막증 등의 여성질환과 함께 간염, 비만, 당뇨, 고혈압, 고지혈 및 각종 피부질환까지 일으키게 된다. 원인 불명의 질환들과 불편한 증상들은 위산분비 저하가 원인인 경우가 많으므로 위산에 대해 반드시 체크해볼 필요가 있다.

2) 소장내세균과다증식(SIBO)이 어떻게 역류성식도염을 만드는가?

위의 아랫부분과 십이지장을 연결하는 유문의 수축을 조절하는 근육인 유문괄약근이 닫히게 되면 음식물들은 밑으로 내려가지 못한 채 위 속에서 고이게 된다. 위산은 소화기능과 더불어 세균들에 대한 살균기능도 있는데 위산분비가 떨어지다 보니 살균기능도 함께 저하되면서 많은 세균들이 살아남게 된다. 이 세균들에 의해 음식물들이 발효·부패되며 가스가 차는데, 이때 우리는 복부의 팽만감을 느끼며 메스꺼움과 트림이 발생한다. 이것이 전형적인 소화불량의 증세이며, 한국인들에게 매우 빈번하게 발생하는 증상이다.

소장내세균과다증식을 의미하는 SIBO 또한 역류성식도염에 치명적인 영향을 미친다. 위산분비가 저하되면 담즙분비 역시 저하된다. 위산저하에 담즙저하가 더해지면 위장운동이 저하되면서 강한 소장내세균과다증식(SIBO)이 나타날 수 있다. 위산과 담즙은 둘 다 세균에 대한 살균기능이 있기에 둘 다 저하되면 과도한 세균이 살아남고 여기에 더해 위장운동이 저하되면 세균들이 증식 또한 빨라지게 되어 소장내세균과다증식(SIBO)이 유발된다. 또 대장에 있는 세균들도 소장으로 역류되어 올라와 소장내세균과다증식(SIBO)을 가중시킨다. 위산분비는 정상이지만 간기능 저하로 담즙분비가 저하될 경우에도 소장내세균과다증식(SIBO)이 유발되지만 앞의 경우보다는 그 정도가 약하다. 이런 이유들로 소장내세균과다증식(SIBO)이 있을 경우 소장에서는 세균들이 음식물을 먹고 배출한 가스가 과다 생성된다. 이 가스가 위로 올라가면서 압력을 높여 하부식도괄약근을 열게 되면 위산이 위쪽으로 역류한다. 이렇게 해서 역류성식도염이 만들어진다.

3) 위산과다가 어떻게 역류성식도염을 만드는가?

역류성식도염은 대부분 위산저하가 원인이지만 간혹 위산과다가 원인인 경우도 있다.

위나 장에 염증이 있는 경우 우리 몸에 염증을 만드는 비만세포가 활성화되었다는 것을 의미하는데, 비만세포는 자극적인 음식을 먹거나 스트레스를 받거나 온도에 과민하게 반응하거나 등 우리 몸이 자극을 받았을 때 반응하는 세포다. 이렇게 비만세포가 많이 활성화될수록 히스타민 또한 과다 분비하게 된다. 보통 히스타민은 비만세포의 활성화로 인해 위장에 염증이 있거나, 히스타민이 많은 음식(냉장고에 오래 보관된 음식, 간 고등어, 마른 과일, 유제품, 트랜스지방, 방부제가 많이 함유된 음식, 각종 햄, 소시지 등)을 과다 섭취할 경우 발생한다. 히스타민은 장내세균의 대사산물로도 발생하는데, 과민성장증후군을 앓는 사람들은 소장내세균과다증식(SIBO)인 경우가 많아 히스타민이 과다 생성될 수 있다.

문제는, 이 히스타민에 위산분비를 촉진하는 기능이 있다는 것이다. 따라서 히스타민이 과다하면 위산분비가 촉진되어 위에 있는 내용물(위산, 음식물)이 역류하면서 역류성식도염이 발생한다. 위산분비가 과다하면 위는 위를 보호하기 위해 위산분비를 억제시키는 방어작용을 하는데 이것이 위산저하를 만든다. 즉 위산과다는 위산저하와 같은 결과를 만든다. 히스타민을 분해하는 효소인 다오(DAO)는 보통 장에서 분비가 되는데, 소장에 염증이 있는 경우 이 효소를 만들 수 없어 히스타민이 분해되지 못해 과다 상태가 된다. 또 간에서도 히스타민을 분해하는 HNMT라는 효소가 나오는데, 간기능이 저하되어 이 효소가 결핍되어도 히스타민 과다 상태가 된다.

이처럼 역류성식도염은 위산과다를 통해서도 발생할 수 있는데, 히스타민 공급은 많아지고 분해하는 효소가 저하되면서 우리 몸이 히스타민 과다 상태가 될 때 위산분비가 촉진되지만 결과적으로 위산저하를 만들어 위 내용물이 역류한다고 볼 수 있다. 히스타민에

위산은 왜 강산이어야 할까?

위산은 강산인 pH 1.5를 유지해야 하는데, 거기에는 크게 4가지 이유가 있다.

1 살균기능 때문이다
유익균은 산에 강하지만 유해균은 산에 약하다. 따라서 위산이 결핍되면 감염 위험성이 커지면서 소장내세균과다증식(SIBO)가 발생한다.

2 역류를 막기 위해서다
음식물이 들어오면 강산인 위산이 소화를 제대로 시켜서 음식물이 식도로 역류하지 않고 소장으로 내려가게 한다. 하지만 위산이 결핍되면 이 작용을 하지 못해 속쓰림과 역류성식도염이 발생한다.

3 비타민과 미네랄 흡수를 촉진시켜 영양 결핍을 방지하기 때문이다
칼슘, 마그네슘 흡수 저하는 골다공증, 아연 결핍은 면역 저하와 위장벽 악화, B12 흡수 저하는 적혈구 저하로 빈혈을 유발한다.

4 소화효소가 제 기능을 하도록 돕기 때문이다
강산이 아니면 소화효소가 제 기능을 못해 소장에 음식독소가 생기고, 이는 곧 음식 민감성, 장누수, 자가면역과 알레르기를 일으킨다.

대한 좀 더 구체적인 설명은 5장에 나오는 과민성장증후군 부분에
서 하도록 하겠다.

위산억제제 장기복용이 역류성식도염을 악화시킨다 ——

역류성식도염의 가장 흔한 증상이 바로 속쓰림이다. 그런데 "속이
쓰려 미치겠다."라며 격한 고통을 호소하는 사람들은 그동안 위산이
과다해 속이 쓰린 줄만 알았다고 털어놓는다. 대부분 잘 모르고 있

위산억제제를 먹은 후 위산이 억제되었을 때 나타나는 문제들

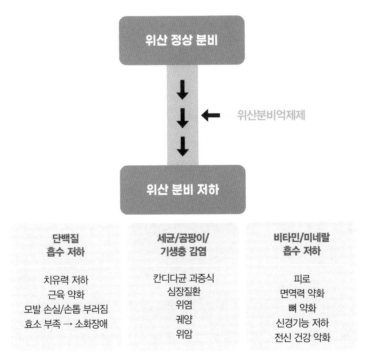

단백질 흡수 저하	세균/곰팡이/ 기생충 감염	비타민/미네랄 흡수 저하
치유력 저하 근육 약화 모발 손실/손톱 부러짐 효소 부족 → 소화장애	칸디다균 과증식 심장질환 위염 궤양 위암	피로 면역력 약화 뼈 약화 신경기능 저하 전신 건강 악화

지만, 아이러니하게도 위산이 저하되어 나타나는 증상이나 위산이 과다해 나타나는 증상과 비슷하다. 하지만 속쓰림을 유발하는 주요 원인은 위 표면 세포층인 점막이 닳아서 위가 산에 민감해지기 때문이다. 위 점막층이 닳아서 손상된 점막층에 산이 닿으면서 속쓰림을 느끼게 되는 것이다. 스트레스, 음주, 헬리코박터 파일로리균, 진통소염제(NSAIDs) 복용, 항생제 복용 등은 점막 방어기능을 약하게 만든다. 위는 강산인 것이 정상인데, 위산이 많아서 속이 쓰리다는 것은 비정상이지 않은가. 따라서 속이 쓰리다면 위산을 줄이는 약을 먹을게 아니라 위 점막을 튼튼하게 회복하는 치료에 들어가야 한다.

오히려 원활한 소화작용을 위해서는 위산을 줄일 것이 아니라 일정량의 위산이 반드시 분비되어야 하는데, 다양한 요인들로 인해 위산이 정상 분비될 수 없는 경우가 많다. 특히 잘사는 선진국일수록 이런 경향이 강하다고 한다. 식이나 생활습관을 개선하는 것이 근본적인 치료가 시급함에도 불구하고 위산 부족으로 인해 속쓰림을 경험하는 사람들은 대부분 즉각적으로 병원에서 위산억제제를 처방받는다. 위선분비억제제를 먹으면 일시적으로 위산을 줄어들게 하여 속쓰림 증상이 완화되는 건 사실이다. 그러나 음식물 분해 및 각종 살균과 흡수 작용을 돕는 기능을 하는 위산을 계속해서 억제시킨다면 어떤 현상이 벌어질까?

① 음식독소(덜 분해된 음식 조각)가 늘어나 알레르기, 자가면역이 유발된다

앞에서도 이야기했지만, 위산의 주요 역할 중 하나는 적절한 단

백질 소화를 돕는 것이다. 위산저하로 단백질을 제대로 흡수 못 하면 세포 기능이 떨어져 우리 몸의 치유력이 저하되고 근육이 약화되며, 손톱이 뚝뚝 부러지고 머리카락이 부서지고 효소 결핍으로 소화 및 대사에 영향을 미치는 등의 증상이 나타나게 된다. 또 단백질이 분해되지 못하는 것도 더 큰 문제가 될 수 있다. 위산억제제로 위산 수치를 낮추면 정상적인 단백질 소화를 방해할 수 있다. 특히 위산저하로 단백질 분해가 제대로 되지 않아 덜 분해된 단백질 조각이 많아지고 이것이 몸 안으로 들어오게 되면 독소로 작용하여 알레르기, 자가면역질환, 원인을 알 수 없는 다양한 질환들이 발생하게 된다. 위산이 저하되면 알레르기와 자가면역질환의 발생률이 10.5배 높다는 연구 결과도 있다. 만약 내가 알레르기가 빈번하게 일어나고 자가면역질환이 있다면 위산이 잘 분비되고 있는지 여부를 반드시 파악해봐야 한다. 우리의 위 건강은 단순히 소화에만 영향을 미치는 것이 아니라, 자가면역질환을 포함해 전신질환으로 이어질 수 있기에 쉽게 보아선 안 되는 것이다.

② 세균, 곰팡이, 기생충 등에 감염될 가능성이 높아진다

위산은 기본적으로 입을 통해 들어오는 나쁜 세균들을 장에 도달하기 전에 죽여준다. 때문에 위산이 부족하면 전염병을 일으키는 박테리아를 포함한 나쁜 세균들이 우리 몸을 장악할 확률이 높아진다. 그러니 당연하게도 위산억제제를 복용하는 사람과 그렇지 않은 사람은 폐렴에 걸릴 확률이 3배나 차이가 나게 되는 것이다. 또한 이렇게 될 경우 우리 몸은 심장질환, 위염, 궤양, 위암, 전신 감염, 칸디다균(곰팡이균 중 하나) 과증식 등으로 이어져 심각한 질환에 노출되게된다.

③ 미네랄 흡수가 저하된다

위산억제제는 위산의 수치를 낮추고 소화 및 영양소 흡수를 방해한다. 연구에 따르면 속쓰림을 다스리는 데 쓰이는 약물 중 하나인 프로톤펌프억제제(PPI)를 과도하게 장기간 사용할 경우 영양소 흡수가 줄어든다고 한다. 즉 우리 몸에 꼭 필요한 아연, 철, 칼슘 및 마그네슘과 같은 중요한 미네랄을 이온화하지 못해 흡수가 안 되게 만든다는 것이다. 이 미네랄은 면역기능, 뇌 건강, 이완, 수면, 소화, 뼈 건강, 에너지, 정신 건강 등에 매우 중요한데, 만약 이러한 미네랄들이 결핍된다면 금방 몸이 피로해질 뿐만 아니라 면역불균형이 일어나고 골다공증이 야기될 수 있으며, 신경기능 저하와 전신건강 악화등 심각한 영향을 미칠 수 있다. 가뜩이나 충분한 영양을 골고루 섭취하지 못하는 현대인의 식단에 위산억제제까지 장기간 더해진다면, 미네랄 흡수 불량과 관련된 심각한 문제가 발생할 수밖에 없는 것이다.

④ 비타민B12의 흡수도 저하된다

비타민B12를 흡수하기 위해서는 세포가 분비하는 내부인자 물질이 필요한데 이 내부인자는 위산이 정상적으로 분비될 때에만 나온다. 최근 비타민B12의 중요성이 더욱 부각되었는데 아무리 이를 보충하는 영양제를 먹는다 해도 위산이 저하된다면 결코 우리 몸에 흡수가 되지 않는다는 얘기가 된다. 실제로 비타민B12가 결핍될 경우 뇌기능 저하, 우울증, 피로, 불면증, 균형감각 상실, 후각 상실, 기억력 상실, 이명 등의 증상이 나타난다. 나아가 피로, 집중장애, 심혈관 및 신경 퇴행성을 유발할 수 있다. 그런데 역류성식도염의 처방약인 프로톤펌프억제제(PPI)를 장기간 복용할 경우 B12의 흡수가 불량해진다는 보고가 있다. 결과적으로 속쓰림을 방지하기 위해 먹는 약물이 남용될 경우, 만성적인 소화장애와 영양 결핍으로 이어지게 된다.

특히 앞에서 이야기한 프로톤펌프억제제(PPI)는 위산분비 억제제로 가장 많이 사용되는 약인데, 프로톤펌프억제제를 장기간 복용하면 우리 몸의 식도와 간, 신장, 심장, 폐, 뼈(골절) 및 뇌를 서서히 손상되도록 만들 수 있으며, 장내세균의 균형 역시 파괴하여 장에 손상을 줄 수 있다. 따라서 프로톤펌프억제제를 처방받는 것은 결과적으로 위암 발생 위험을 더 증가시킬 수 있으므로 상당한 위험성이 동반되는 처방이라고 볼 수 있다. 즉, 프로톤펌프억세제(PPI)를 먹는다는 것은 치료를 하겠다는 것이 아니라 증상만 해결한 채 인체의 장기들을 서서히 손상시키겠다는 의미와 같다. 또 장내세균불균형을 만들어 장을 손상시키고 면역질환을 포함하여 다양한 질환을 만들겠다는 적극적 행동인 셈이다. 그래서 약을 먹을 때는 그 약이 내 몸에 어떤 영향을 미치는지 제대로 알 필요가 있다.

위염이 어떻게 위암으로 가는가?

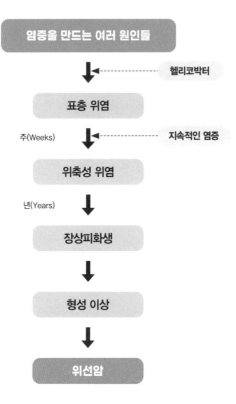

위염이 어떻게 위암까지 진행될까? 헬리코박터 등 염증을 유발하는 여러 원인들이 몇 주간 지속될 경우 위염이 발생한다. 여기서 위염이란 위장 점막의 표층에 염증이 생긴 '표층 위염'을 말한다. 표층 위염에서 염증 반응이 더 지속되면 몇 년 후 위축성 위염으로 진행되는데, 여기서 치료를 해주지 않으면 장상피화생으로, 나아가 결국 위암으로까지 진행될 수도 있다. 위 그림에서 흐름을 보면 몇 년에 걸쳐 위염에서 위암으로 진행된다는 걸 알 수 있지만, 위축성 위염이나 장상피화생까지 진행되는 데는 개인마다 차이가 있다. 따라서 위염 발생 초기에 적절한 조치를 취하지 않으면 점점 악화되어 위암으로까지 진행될 수 있으니 주의해야 한다.

역류성식도염은 왜 잘 낫지 않고 재발하는 걸까? ──

우리가 병에 대해 가장 잘못 알고 있는 사실이 있다. 바로 '약으로 질병을 고칠 수 있다.'라고 생각하는 것이다. 대부분의 질병은 잘못된 식이와 생활습관, 영양 결핍, 수면 부족, 햇빛 부족, 스트레스 등으로부터 온다. 그 말인즉 의사의 진정한 임무는 약으로 질병의 증상을 완화시키는 것이 아니라 질병의 진짜 이유를 찾아내는 것이라는 뜻이다.

자연치료를 택한 것으로 유명한 심장외과의인 잭 울프슨은 "우리 몸에는 약이 부족하지 않습니다."라고 말한다. 그의 말에 따르면 질병의 원인을 찾아 고치는 것이야말로 의사의 임무이며, 약은 의존도를 높여 몸의 건강한 회복을 오히려 방해할 수도 있다는 것이다.

역류성식도염 역시 예외는 아니다. 과연 간단한 진료를 통해 처방받은 위산억제제가 오랫동안 우리를 고통스럽게 해온 역류성식도염에서 벗어나게 해줄 수 있을까? 결코 아닐 것이다. 역류성식도염이 위산과다가 아니라 위산저하에서 비롯된다는 정확한 정보를 알고, 환자의 환경과 상태에 맞는 의사의 가이드, 환자의 노력이 동반되어야만 완치라는 행복한 결과를 맞이할 수 있다.

"나을 듯 말 듯 왜 이렇게 싹 낫지 않고 반복되는지 모르겠다."라며 답답함을 호소하는 역류성식도염. 이 질환은 가볍게 시작해 오래도록 골을 썩이는 질환 중 하나다. 역류성식도염은 '잘 낫지 않는 질환'이 아니라 '근본적 치료가 어려운 질환'이라고 해야 맞을 것이다.

사람들의 머릿속에 각인된 오해를 바로잡는 건 생각보다 쉽지 않다. 그러나 오해는 빨리 바로잡을수록 좋다. 이미 오랫동안 위장장애를 앓아오고 있으며 이로 인해 다른 질환들을 얻게 된 사람이라면, 이 책을 통해 잘못된 정보를 바로잡는 것만으로도 큰 변화를 시작할 수 있다. 중요한 것은 더 이상 증상 완화를 목적으로 한 처방이 이루어져서는 안 된다는 것이다. 역류성식도염의 치료의 핵심은 앞서 이야기한 것처럼 위산의 진실을 이해하는 것이다. 즉 치료의 관점을 달리하여 위산을 이해하고 위산분비를 정상화하기 위한 처방과 치료가 행해져야만 재발 없이 올바르게 치료할 수 있다는 사실을 잊지 말아야 한다.

바렛식도염, 장상피화생, 정말 낫지 않는 병일까? ——

우리 몸에서 '역류'가 일어나는 것에는 2가지의 경우가 있다. 위산이 역류되는 것과 담즙이 역류되는 것이다. 위산이 역류하면 역류성식도염이 발생하고, 담즙이 역류하면 위염이 발생하기 쉽다. 때때로 역류성식도염으로 인해 기관지가 아프고 가래, 기침이 나는 경우를 보게 되는데 위 내용물이 인후까지 올라온 경우 이런 증상을 보이기도 한다. 이런 경우, 소리 없이 우리 몸의 기능이 떨어지기 때문에 '침묵의 역류'라고도 한다. 그러나 이를 심각하게 생각하지 못하고 그냥 방치하는 경우가 있는데, 이는 바렛식도염으로 이어질 수 있다.

우리의 식도는 입에서 위장으로 음식물이 이동할 때 위 내용물이 역류하는 것을 막아주는 기능을 한다. 그런데 위 내용물이 입으로 역류하는 역류성식도염이 재발될 경우 위에서 말한 '바렛식도염(Barrett esophagus)'에 걸리게 된다. 바렛식도염이 무서운 것은 위 내용물이 자꾸 역류를 하다 보니 위에 있어야 할 위산이 식도로 올라와 자신이 누구인지 정체성의 혼란을 겪게 된다는 것이다. 우리 몸의 세포들은 자신이 있어야 할 곳에서 각각 제 기능을 해야 건강을 유지할 수 있다. 그런데 식도 줄기세포가 정체성 혼란으로 식도 세포를 만들지 않고 위세포를 만들면서 제 기능을 못 하게 되면 1차로 바렛식도염이 생기고, 2차로 식도암으로 이어질 수 있다.

필자를 찾아오는 사람 중에는 '장상피화생'이라는 병을 안고 오는 사람들이 제법 많으며 문의 또한 매우 빈번하다. 담즙이 역류하고 이 상태가 반복되거나 방치될 경우, 1차적으로 초기에는 위염이 생긴다. 위염이 만성이 된 상태에서도 담즙 역류가 계속되면 위염에서 장상피화생으로 갈 수 있다. 장상피화생이 잘 관리되지 않고 만성화되면 위암으로 갈 수 있다. 병원에 가도 치료법이 없고 아무리 열심히 치료해도 잘 낫지 않는다는 점에서 장상피화생은 매우 고통스러운 질병 중 하나다.

보통 장상피화생은 '원인이 없는 병이다'라고 하는데, 이처럼 담즙의 역류가 원인이라는 점을 알고 이를 막을 수 있는 방법을 찾는다면 치료 또한 가능할 수 있다. 중요한 것은 담즙의 역류가 반복되는데도 불구하고 그대로 방치하는 것이다. 장상피화생을 치료하고 싶다면 초기 단계에 원인을 정확히 짚고 시간을 두고 근원적 치료에 들어가는 것이 중요하다.

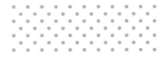

───── 얼마 전 한 트로트 가수가 예능에 출연해 자신의 건강 상태를 고백했다. "몸 안이 다 썩었대요." 노래를 부를 때마다 목에 이물감이 있어서 헛기침을 자주 했는데, 성대에도 자극이 되는 것 같아 병원에 진료를 받으러 갔더니 위염과 역류성식도염이라는 진단을 받았다는 것이다. 증상으로는 뭘 먹어도 소화가 잘 안 되고 체한 듯한 느낌이 들며, 목에 자꾸 이물질이 낀 듯한 느낌이 들었다고 한다. 가수는 뒤이어 자신의 식습관을 이야기했는데, 아침 공복부터 커피를 마시고 술과 매운 음식을 즐긴다고 말했다.

최근 통계에 따르면 40대의 40%, 60대의 50%가 위산저하로 인한 다양한 질병을 앓고 있으며, 5명 중 1명꼴로 속쓰림을 경험한다고 한다. 위 가수처럼 역류성식도염을 앓고 있는 사람들도 매우 많은데 대부분 위산억제제와 제산제를 복용함으로써 임시적으로 증상을 완화시키는 정도로 치료에 임하는 실정이다. 그러나 많은 보고서에 따르면 위산억제제를 장기간 복용하면 영양결핍(비타민B12, 철, 비타민C, 칼슘, 마그네슘)이 발생하고, 일부에 한해서는 음식을 소화할 수 없는 부작용이 일어난다고 한다.

앞에서 강조했듯 역류성식도염이 쉽게 완치되지 못하는 가장 큰 이유는 바로 '위산'에 대한 오해 때문이다. 지피지기면 백전백승에서 중요한 건 적을 '제대로' 아는 것이다. '망우보뢰(亡牛補牢)'라는 속담을 잘 알 것이다. 소 잃고 외양간을 고친 들 무슨 소용이 있겠는가. 실제로 의학 박사인 조나단 라이트(Jonathan Wright)는 자신의 환자 수천 명을 조사한 결과 90%가 위산분비 저하 상태에 있으며 대부분의 질병이 이를 무시한 결과로 나타났다 해도 과언이 아니라고 이야기한 바 있다.

위산저하로 발생하는 만성 전신질환들

다음은 위산저하로 발생할 수 있는 전신질환을 정리한 것이다.

- 여드름
- 습진/모공성 각화증
- 건선/피부염
- 과민성장증후군
- 음식민감성
- 두통
- 장누수
- 당뇨2형
- 알레르기비염/아토비/천식
- 백혈구 수 저하

- 소화불량(식후 메스꺼움, 배탈, 체함)

- 빈번한 감염

- 자가면역질환(갑상선기능저하 포함)

- 피부/모발 건조

- 탈모와 가는 모발

- 혈액 산성화 → 암 위험성 증가

- 만성피로/부신피로/섬유근육통

- 빈혈

- 골다공증

- 칸디다 과증식

- 우울증/무기력

- 근육통/경련(미네랄 결핍)

　먼저, 위산저하는 칸디다균 과증식(칸디다질염, 방광염, 항문가려움증 등 유발), 위염, 궤양, 위암, 전신 감염의 위험을 증가시킨다. 또 과민성장증후군, 당뇨2형, 골다공증, 갑상선기능저하증, 자가면역질환, 나아가 암 위험성을 증가시킨다. 그리고 위산저하로 인해 소화불량, 영양결핍, 세균 증식 등이 일어나면 이는 곧 장누수로 이어져 알레르기질환, 자가면역질환을 유발한다.

위산이 나와야 우리 몸이 산다

각종 스트레스, 불안감, 우울증과 같은 요인들은 우리 몸에서 위산 저하를 일으킨다. 심리적 요인 외에도 위와 장의 염증과 같은 소화 기 문제도 위산저하의 원인이 될 수 있으며, 부신 피로나 갑상선기 능 저하, 감염도 원인이 된다. 또한 현대로 오면서 자연스럽게 바뀌 게 된 서구형 식이로 오메가6 과잉 섭취와 고탄수화물, 설탕 및 가 공식품 섭취, 빨리 먹거나 국물에 말아먹는 식습관, 과식, 폭식, 야식 등의 식생활도 원인의 한 축을 담당하며 칸디다균 증식이나 처방약 을 비롯한 항생제 복용, 영양소 결핍(비타민, 미네랄), 알레르기나 자 가면역질환과 같은 요소들 역시 원인이 될 수 있다.

위산저하를 막고 싶다면 위장을 자극하는 음식 섭취를 피하는 것 이 최우선이다. 음식민감성이나 알레르기가 발생하면 스트레스 반 응이 일어나고, 이는 곧 위산분비를 포함한 소화기능의 작동을 억제 시킨다. 이처럼 위산분비 저하가 장누수를 만드는 원인이 됨으로써 알레르기와 음식민감성을 재발시켜 영구화 사이클을 만들게 되는 것이다.

마지막으로 위산분비를 촉진시키는 가장 확실한 방법은 바로 부 교감신경을 활성화시키는 것이다. 이 부교감신경이 잘 기능하면 소 화기능이 제대로 작동되어 위산을 포함한 소화액 분비가 활발하게 이루어지고 위장운동도 정상적으로 진행된다. 즉 부교감신경이 곧 소화액이자 위장 근육기능이라고 볼 수 있는 것이다.

위산분비를 촉진시키는 방법 10 ──

1   식사 전 심신 이완시켜주기

2   꼭꼭 잘 씹어 먹기(한 번 음식물을 입안에 넣으면 최소 20번 이상은 씹어주자)

3   식사 중, 식사 후 30분 이내에는 물 섭취 줄이기

4   급식, 과식, 폭식, 야식 피하기

5   식이 바꾸기(글루텐, 유제품, 콩류, 정제 식물성오일은 피하고 저탄수화물과 건강한 지방 섭취)

6   불필요한 약물 복용과 알코올 섭취 줄이기(항생제를 비롯한 소염진통제, 제산제 등은 되도록 피하는 것이 좋다)

7   스트레스 관리하기

8   식전 5~10분 전에 유기농 사과식초산 1티스푼을 소주잔 한 잔에 희석해서 마시기(양은 개인에 따라 농도 조절), 산성도가 하부식도괄약근을 꽉 닫으라는 신호를 보내주므로 속쓰림이 있을 때 빠른 해결책으로 매우 효과적이다.

9   발효 야채와 발효 음료 먹기

10   오염되지 않은 본브로스(사골, 닭 육수 등) 따뜻하게 해서 마시기

위산분비 저하 자가진단법 ——

- ☐ 자주 배고픔을 느끼는가?
- ☐ 식사 후 팽만감을 자주 느끼거나 위에서 정체감을 느끼는가?
- ☐ 속쓰림이 자주 발생하는가?
- ☐ 종종 변비, 설사로 힘든가?
- ☐ 과거 위산역류나 소화불량 경험이 있는가?
- ☐ 식후에 가스, 팽만감을 자주 느끼는가?
- ☐ 식후 트림, 방귀를 자주 하는가?
- ☐ 구취가 있는가? 몸 냄새도 나는가?
- ☐ 음식에 민감성이 있는가?
- ☐ 식사 후 불편감이 있거나 식후에 메스꺼움을 느끼는가?
- ☐ 헬리코박터, 골다공증, 관절염 등 이 중 하나 이상이 존재하는가?
- ☐ 대변에 소화 안 된 음식물이 나오는가?
- ☐ 과거 빈혈 진단 경험이 있는가?
- ☐ 알레르기질환이 있는가? (비염, 아토피, 천식 등)
- ☐ 자가면역질환 이력이 있는가? (류마티스관절염, 건선, 당뇨1형 등)
- ☐ 피부질환(여드름, 습진, 주사비, 한포진 등)이 있는가?
- ☐ 갑상선질환이 있는가? (항진증, 저하증)
- ☐ 만성 스트레스 또는 만성피로를 겪고 있는가? (현재 기준으로 3년 이내)
- ☐ 항문 가려움증이 있는가?
- ☐ 간기능이 저하되었는가?
- ☐ 식후 피로감을 자주 느끼는가?
- ☐ 모발이 약하고 건조하며 손톱이 자주 부러지는가?
- ☐ 피부가 건조한 편인가?
- ☐ 조기 노화를 느끼나?

    ☐ 0~5점 : 위산 정상 수준
    ☐ 6~12점 : 가벼운 위산저하 상태(불편한 증상 발생)
    ☐ 13점 이상 : 심각한 위산저하 상태(질병 존재 가능성 큼)
    = 항목당 1점씩 계산

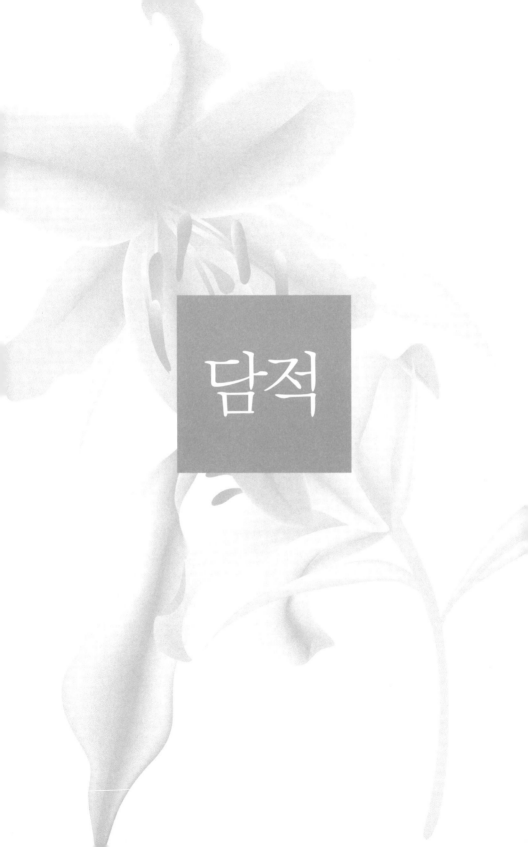

담적

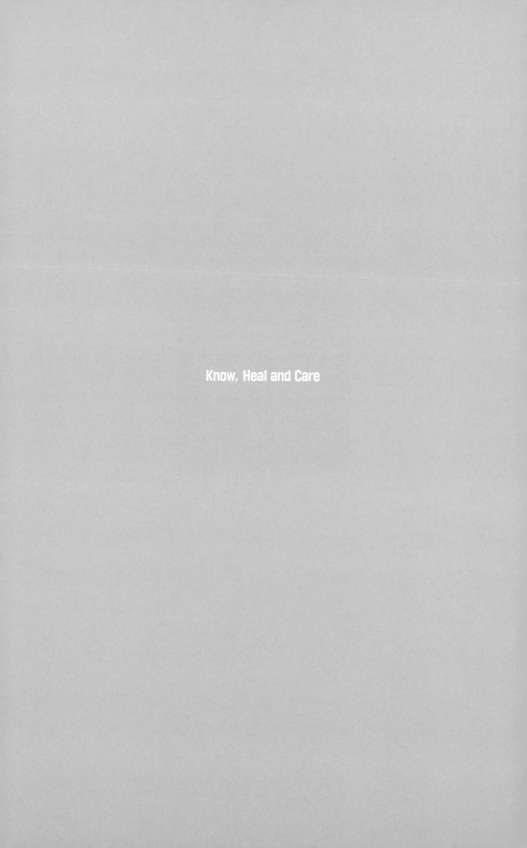

Know, Heal and Care

Chapter 4.
담적,
원인을 제대로 알면 고칠 수 있다

소화가 안 되고 가스가 차고 트림, 메스꺼움, 더부룩함, 복부팽만 감, 조기 포만감, 복통, 속쓰림, 가슴 답답함, 체중이 자주 생기고, 잔 변감, 변비, 설사, 목의 이물감, 잦은 두통, 어지럼증, 구취, 뒷목 뻣뻣 함, 어깨 결림, 안구건조증, 만성피로, 무기력감 등은 담적의 주된 증 상이다. 내시경을 해도 나타나지 않고 약을 먹어도 쉽게 낫지 않고, 증상이 반복되면서 일상에 영향을 미친다. 가슴이 답답한 증상이나 어지러운 증상이 쉽게 잦아들지 않으면 매사에 예민한 상태가 지속 되고 일의 효율도 떨어진다.

필자를 찾아온 담적 환자들의 경우, 오랫동안 치료를 받았지만 끝 내 치료가 되지 않아 마지막이라고 생각하며 내원하는 경우가 상당수다. 담적은 위가 뻣뻣하게 굳는 현상을 말하는데 보통 이를 '위의 근육이 굳어 생기는 병'으로 보고 치료에 들어가는 경우가 상당수다. 그러나 이렇게 접근해서는 결코 근원적으로 병을 치료할 수 없다. 왜 그런 것일까? 담적은 단순히 '위 근육만의 문제'가 아니기 때문이다.

우리 몸의 모든 근육은 뇌에서 보내는 시그널을 받아 움직이게 되는데, 이는 곧 신경과 관련이 있다. 즉, 다양한 원인으로 신경계에 문제가 있을 경우 근육에 시그널을 제대로 보내지 못해 위운동이 일어나지 않고, 이로 인해 담적이 발생하기도 한다. 신경계에 염증이 생겨 뇌의 시그널을 근육으로 제대로 보내지 못하거나 기타 문제로 장애가 온 경우, 근육 자체가 독소로 인해 움직이지 못하거나 근육기능이 다양한 요인으로 인해 장애가 발생한 경우, 파킨슨, 당뇨 등의 질병이 있는 경우, 또 근육을 수축하는 칼슘과 이완하는 마그네슘이 결핍되어 비율이 맞지 않는 등의 영양 문제가 있는 경우, 또 염증이 있는 경우 등 다양하다. 이처럼 담적이 생기는 데에는 여러 개의 원인이 작용한다.

이렇게 다양한 원인으로 인해 담적이 발생하는데도 불구하고 담적을 '위 근육 문제'만으로 보고 치료에 들어간다면 과연 완치가 이루어질까? 일시적으로 위 근육이 풀어지고 잠시 소화가 잘되는 것처럼 느껴질지는 모르나 얼마 가지 않아 다시 속 답답함을 호소하고 두통이 오는 등 위가 굳는 담적 증상을 경험하게 될 것이다. 담적은 그 증상만으로도 고통스럽지만 그대로 방치할 경우 각종 소화 관련 질환과 함께 전신질환을 일으키기 때문에 건강에 악영향을 줄 수 있다.

따라서 담적을 치료하고 싶다면 음식이 들어왔을 때 적절한 위운동을 하지 못하게 만드는 다양한 요인들을 모두 놓고 치료에 접근해야 한다. 담적은 그리 만만한 질병이 아니다. 기존의 방법만으로는 결코 완치를 기대할 수 없다.

강 원장이 바라보는 담적이란? ──

도통 소화가 잘 안 된다며 찾아온 A씨는 입맛도 없고 하루 한 끼도 겨우 먹는데 왜 소화가 안 되는지 모르겠다며 힘들어했다. 내시경도 하고 다른 검사도 했는데 별 이상이 없었다고 한다. 이야기를 나누다 보니 A씨는 최근 딸 입시 문제, 남편과의 갈등으로 스트레스가 심한 상태였다.

스트레스가 심할 경우 가장 먼저 영향을 미치는 것이 바로 위운동이다. 우리의 위는 음식물이 들어오면 믹서기가 음식물 덩어리를 부수듯 음식을 잘게 부수기 위한 위운동이 일어난다. 이때 위산과 소화효소를 분비해 음식물 분해를 돕게 된다. 이 기계작용과 소화효소의 분해작용이 동시에 일어나야만 정상적인 소화가 된다. 그런데 스트레스를 받으면 위산분비가 저하되며 아울러 기계작용인 위와 소장의 운동 또한 억제된다.

위가 운동을 하기 위해서는 여러 요소가 관여한다. 내장의 벽을 구성하는 근육인 평활근의 기능이 유지되어야 하고, 자율신경계의 신경 자극이 필요하며, 장 신경계도 정상적으로 작동해야 하고, 장세포에서 분비하는 호르몬의 작용도 필요하다. 또 위산, 담즙, 소화효소 분비와 위장운동이 잘 협력하여 기능할 때 소화는 정상적으로 진행된다. 문제는 현대인들의 소화문제 중 약 70%는 위장운동의 문제로 인해 발생한다는 것이다. 건강한 위는 음식물이 들어왔을 때 이러한 기능이 정상인 상태에서 수축과 이완이 제대로 일어나며 위를 둘러싼 근육이 유연하게 움직인다. 그러나 담적이 걸린 위는 평활근이 유연하게 움직이지 않아 소화작용이 제대로 일어나지 않는다.

기존의 담적 개념은 필자가 생각하는 담적의 개념과는 차이가 있다. 앞에서도 말했지만, 필자는 위의 근육이 움직이지 않는 이유가 위 자체의 근육 문제에만 있다고 보지 않는다. 따라서 담적을 치료할 때는 '위가 굳어진다'는 현상 하나만 놓고 볼 것이 아니라 '위운동'이 원활하지 않은 원인들을 전체적으로 짚어보고 치료에 접근해야 한다. 즉, 위운동을 보기 위해서는 인체 전체를 보아야 한다. 우리의 몸은 유기적으로 돌아가는 시스템이기 때문이다. 위운동 자체가 문제인 경우도 있겠지만 몸의 다른 시스템, 다른 장기의 문제가 위운동에 영향을 줄 수도 있다. 발생 가능한 원인들을 하나씩 제거하면서 치료해야 하기에 담적은 생각보다 치료가 어렵고 시간이 길어질 수 있다.

따라서 다음 장에서부터 우리는 위운동을 저하시키고 '담적'을 일으킬 가능성이 있는 다양한 원인들을 모두 펼쳐놓고 하나하나 살펴볼 것이다. 필자를 찾아온 담적 환자들이 시간이 걸리더라도 정상적으로 회복되는 가장 큰 이유는 다양한 관점에서 원인들을 짚어가며 개인의 노력과 필자의 가이드를 병행하기 때문이다.

강 원장이 알려주는 담적의 진짜 원인들 ──

나이가 들면 아침에 조금만 오래 앉아 있어도 뒷목이 뻐근하거나 자고 일어나면 어깨가 뭉치고 뻣뻣하다고 말하곤 한다. 우리는 몸 근육이 뻣뻣해지는 걸 두고 "담이 걸렸나."라고 표현하는데, 앞에서 말한 증상들이 나타나고 있다면 담적을 의심해볼 필요가 있다.

일반적으로 담적에는 "원인이 없다."라고 말한다. 정확한 원인을 하나로 규정하기는 힘들다는 뜻이기도 하다. 아직 국내에는 위에서 언급한 식이, 생활습관으로 인해 위벽에 독소가 쌓이는 현상 외에 구체적으로 분석한 자료가 없다. 필자는 이에 답답함을 느끼고, 필자의 병원을 찾아오는 유난히 많은 담적 환자들을 근본적으로 치료하기 위해 오래전부터 담적에 대한 연구를 해왔다. 수많은 해외 자료들과 과거로부터 이어온 다양한 유사 증상들을 연구한 결과, 몇 가지 원인들로 추려보게 되었다.

강 원장이 알려주는 담적의 진짜 원인 6가지

❶ 근육 기능
❷ 신경 기능
❸ 질병의 존재
❹ 영양 문제
❺ 염증 문제
❻ 담즙분비 저하

그러면 지금부터 이 원인들이 어떻게 담적을 일으키는지 하나하나 살펴보기로 하자.

1) 근육기능 : 위 근육 문제가 담적을 만든다

대부분의 현대인들은 밥, 빵, 떡, 과자, 과당이 많이 든 음료, 아이스크림, 초콜릿, 설탕 등을 먹는 것이 일상화되어 있다. 이런 고탄수화물 식이는 '당화' 현상을 일으키는 원인이 된다. 이러한 당들이 많으면 많을수록 결과적으로 당화 현상이 일어날 확률이 높아진다.

당화란 포도당과 단백질, 포도당과 지방이 결합해 단백질, 지방이 갖고 있던 각각의 고유의 기능이 사라지고 변성물질이 생겨나는 현상인데, 이 변성물질은 우리 몸에 염증을 일으킬 수 있다. 뿐만 아니라 여러 질환을 만들 수 있는 원인이 된다. 우리 몸의 면역세포들은 이 물질을 침입자로 인식하여 염증을 일으키게 된다.

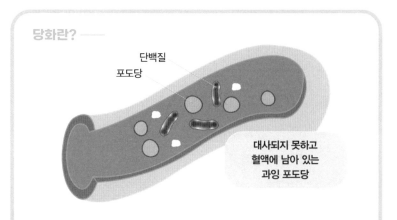

당화란? ———

단백질
포도당

대사되지 못하고
혈액에 남아 있는
과잉 포도당

탄수화물이 우리 몸에 들어오면 포도당으로 분해되어 사용된다. 이때 과다 섭취로 너무 많은 포도당이 혈액에 남게 되면 포도당과 단백질, 포도당과 지방이 결합하게 되고 이것이 변성을 일으킨다. 이런 현상을 '당화'라고 한다. 이런 당화 현상은 위장 뿐 아니라 전신에서 염증에 유발하는 매우 위험한 인자로 알츠하이머, 치매, 암 등의 심각한 질병들이 당화로 인해 발생한다. 요즘 현대인들이 많이 먹는 설탕, 과당이 많이 들어간 디저트 문화, 고탄수화물 식이 등은 당화를 유발하므로, 식이섬유 섭취를 늘릴 수 있도록 식단을 변화해줄 필요가 있다. 이러한 잘못된 식습관은 현대인들이 갖고 있는 염증의 주범으로 작용한다.

위에서 일어나는 당화 현상은 위 근육 자체가 단백질로 구성되어 있기 때문에 이 근육 단백질이 당과 결합이 되면서 염증 반응이 일어나는 것이다. 이렇게 염증 반응이 일어났다가 사라지기를 반복하면 위 근육이 두꺼워져서 굳어지는 섬유증이 생긴다. 즉, 염증이 생기고 낫기를 반복하는 치유 과정을 통해 위 근육층이 두꺼워지는 것이다. 그러면 당연히 근육이 뻣뻣하게 굳고 운동하는 데 문제가 생기게 된다. '당화'는 위 근육기능에 문제를 가져와 담적을 일으키는 주요 원인 중 하나로 작용한다. 당뇨, 고혈당, 인슐린 저항성이 있는 경우 '당화'로 인해 담적에 걸릴 가능성이 높아진다. 그래서 고혈당이 있거나 당뇨2형이 있다면 담적에 걸릴 위험성이 커진다. 이 부분은 뒤에서 좀 더 자세히 이야기하겠다.

장누수를 통해 일어나는 자가면역질환 중 피부경화증은 위운동장애를 일으키는 원인이 될 수 있다. 장누수를 통해 몸 안으로 들어오는 독소가 위 혈류를 타고 위로 가서 위 근육과 독소가 결합 되면 면역세포들이 침입자로 여기고 공격해 과잉 염증 반응을 일으키는데, 이 역시 위가 굳는 담적을 만든다. 확률상으로 보면 당화가 더 일반적이지만 이 경우도 원인이 될 수 있다.

마지막으로 근육 석회화도 담적의 원인이 된다. 위산저하로 혈액이 산성화가 되면 산성화된 것을 중화하기 위해 뼈에서 많은 양의 칼슘을 꺼내와서 쓰게 된다. 이때 우리 몸에 비타민 K2 부족 시 쓰고 남은 칼슘이 온몸을 타고 돌다가 위 근육에 침착되면 담적으로 이어진다.

2) 신경기능 : 스트레스가 담적을 만든다

우리 몸의 자율신경계는 2가지 원리로 구성되어 있다. 교감신경과 부교감신경. 우리 몸이 쉬거나 소화를 하기 위해서는 신경계가 부교감신경 우위 상태가 되어야 한다. 뇌에서 위와 장으로 보내는 신호가 원활해야 한다는 뜻이다. 그런데 기분이 나쁘거나 열 받는 일이 생길 때 좋은 음식을 잘 먹고도 "속이 답답하다." "소화가 안 된다." "꽉 막힌 것 같다."라고 말하곤 한다. 이때는 신경계가 교감신경 상태

우위가 되면서 위와 소장운동을 억제시킴으로써 담적이 일어난다.

또 소화기관과 뇌를 연결하는 장뇌축은 미주신경을 통해 신호를 주고받는데, 이 신경계에 염증이 생기거나 손상될 경우 위장운동이 원활하지 않아 담적이 발생한다. 위 근육은 자체적으로 운동하는 것이 아니다. 결국 신경계에서 신호를 보내지 못한다면 위가 정상적으로 운동하지 못함으로써 담적이 발생하게 된다. 따라서 담적을 치료하기 위해서는 위의 근육 문제뿐 아니라 신경 문제까지 반드시 함께 접근해야 한다.

스트레스는 생존의 위협에 대한 인체의 극복 과정이다. 스트레스를 받으면 한정된 에너지를 장기들 간에 우선순위를 두어 차등 사용하게 된다. 그런데 소화기관은 당장의 생존을 위해 중요한 기관이 아니다 보니 소화기관으로 가는 혈류를 줄임으로써 에너지 전환을 통해 스트레스를 극복한다. 이렇게 소화기관으로 가는 혈류량이 줄어들게 되면 위와 장세포들은 본연의 기능을 수행하기 어렵게 되어 위운동이 원활하지 않아 담적이 유발되고, 장벽의 방어기전마저 약화되면서 염증, 궤양 같은 질환들이 발생된다. 이때 위와 소장의 근육 운동이 저하되면서 위 배출 저하로 담적을 포함한 소장내세균과다증식(SIBO), 장누수 등 심각한 상황이 야기될 수 있다. **따라서 빈번하게 스트레스에 노출(급성, 만성)될 경우 담적은 물론 과민성장증후군과 역류성식도염 등이 발생할 수 있다.**

3) 질병의 존재 : 다양한 질병이 담적을 만든다

다양한 질병이 있는 경우에도 담적이 발생할 수 있다. 당뇨병은 담적을 일으키는 주요 원인이 된다. 당뇨병은 신체가 포도당을 사용하는 방식에 영향을 미치는 질병이다. 췌장이 인슐린을 거의 생성하지 않거나 신체가 인슐린에 적절하게 반응하지 않을 때 생겨난다.

당뇨 합병증으로 인해 미주신경, 위 신경 등의 신경이 손상되면 뇌와 위를 연결하는 신호에 문제가 생겨 위가 움직이지 않게 된다. 이것이 담적으로 이어질 수 있다. 위장운동이 정상으로 작동하려면 '모틸린'이라는 위장운동 호르몬이 필요한데, 고 인슐린 상황이 되면 모틸린 분비가 억제됨으로써 위가 움직이지 않는 담적이 발생한다.

갑상선기능저하증이 있는 사람에게도 담적이 일어날 수 있다. 갑상선은 우리 몸의 신진대사를 조절하는 호르몬이다. 갑상선기능저하증 또는 낮은 갑상선기능은 위장운동의 변화와 관련이 있다. 갑상선기능저하증이 있는 사람은 위, 소장 및 대장의 운동 활동이 감소하면서 모든 대사가 느려진다. 이때 소화도 느려질 수밖에 없다. 갑상선기능저하증이 있는 사람들은 잦은 가스, 변비, 메스꺼움 및 구토 증상을 가지며, 위장기능 장애가 발생할 수 있다.

앞에서 말한 위장 혈류저하도 담적의 원인이 된다. 기본적으로 근육 운동을 한다는 건 근육이 수축할 때 ATP(에너지)가 많이 필요하다. 이 에너지를 정상적으로 공급하려면 혈액순환이 잘 되어서 산소와 포도당이 전달되어야 한다. 혈류가 저하되면 에너지 생산이 잘 안 되면서 위운동 자체가 원활하게 일어나지 않을 수 있다.

파킨슨병과 다발성경화증도 담적의 원인으로 작용한다. 파킨슨병은 뇌의 신경 세포에 영향을 미치는 일반적인 신경 퇴행성 질환이다. 다발성경화증은 신경 세포를 보호하는 수초에 염증이 생기고 손상되는 자가면역질환이다. 따라서 이러한 질병에 걸릴 경우 위장 근육에 정상적인 신호를 보내지 못하게 되고, 위운동에 장애가 생김으로써 담적이 발생하게 된다.

4) 영양 문제 : 영양 결핍이나 과잉이 담적을 만든다

영양 문제 또한 담적의 원인 중 하나로 꼽아볼 수 있다. 우리 몸에는 음식물을 섭취함으로써 다양한 영양소들이 들어오는데, 이 중 필요한 것을 흡수하고 불필요한 것을 내보낸다. 이것을 소화작용이라고 한다. 아무리 좋은 것이라 하더라도 과잉이 되면 몸에 쌓여 문제를 일으키고, 꼭 필요한데 적게 섭취하거나 소화 과정의 문제로 꼭 필요한 영양소 흡수가 제대로 되지 않을 때도 문제가 발생한다. 예를 들어, 위산분비 저하로 인해 미네랄이 결핍될 경우 근육 운동 조절에 필요한 미네랄이 결핍되어 위운동 저하가 일어나고 이로 인해 담적이 발생할 수 있다.

특히 칼슘과 마그네슘 섭취의 밸런스는 담적을 일으키는 주요 원인 중 하나로 작용한다. 보통 "칼슘은 뼈를 튼튼하게 하니 많이 먹는 게 좋지 않아요?" 하고 물어오는데, 꼭 그렇지만은 않다. 칼슘은 우리 뼈를 튼튼하게 해주는 것은 맞지만 과잉될 경우 핏속에 칼슘이 과다해지면서 위 근육에 침착하게 된다. 그러면 위가 뻣뻣하게 굳으면서 담적이 발생할 수 있다. 마그네슘의 경우 부족한 것이 문제가 된다. 마그네슘은 근육을 이완시켜주는 역할을 하는 영양소인데, 만약 마그네슘이 결핍되면 위 근육이 이완되지 않으면서 운동 문제를 일으켜 담적이 발생한다. 몸이 노화될수록 자연스럽게 우리 몸에는 칼슘은 축적되고 마그네슘은 결핍되는데, 이 밸런스를 잘 맞춰주는 것이 담적 치료에 중요하다. 스트레스가 많은 현대인들은 체내에 마그네슘을 많이 사용하게 되어 늘 마그네슘 결핍에 시달린다. 그렇게 마그네슘이 결핍되면 수축만 되고 근육 이완이 안 되면서 위운동이 제대로 안 되어 담적이 발생할 수 있다.

5) 염증 문제 : 염증이 담적을 만든다

침묵의 살인자라고 부르는 염증은 담적에 있어서도 중요한 원인이 된다. 위에 염증이 존재할 경우 감정을 조절하는 신경전달물질인 세로토닌의 분비와 기능을 방해한다. 세로토닌은 신경과 근육을 연결하는 카잘세포의 생성에 영향을 미치기 때문에, 만약 세로토닌이 너무 많거나 적을 경우 문제가 발생하게 된다. 세로토닌이 많으면 위장운동이 촉진되고, 저하되면 위장운동이 저하된다. 염증은 세로토닌의 양을 저하시키는 쪽으로 작용하기 때문에 위장운동도 자연스럽게 저하되게 되는 것이다. 만약 만성 변비가 있거나 자주 변비로 고생하고 있다면 위장에 염증이 있다고 볼 수 있다. 필자를 찾아오는 위염, 장염이 있는 사람들의 경우에도 위장운동의 저하로 담적을 함께 안고 있다는 것을 보게 된다.

건강한 위의 경우, 식사를 하고 나면 '소화가 안 되네.' '더부룩하네.' 하는 생각 자체가 떠오르지 않고 속이 그냥 편안해야 한다. 그런데 담적이 있다면 일단 식후에 묵직한 느낌이 들면서 식후에 특히 윗배가 볼록 나오게 된다. 담적이 심하면 식사와 상관없이 윗배가 나와 있는 경우도 있다. 담적은 겉이 아니라 안에서부터 마치 장기가 부푼 것처럼 압박받는 느낌이 든다. 위가 정상적이지 않고 딱딱하거나 부어 있기 때문이다.

담적이 있는 사람들은 대부분 역류성식도염을 같이 안고 있을 가능성이 크다. 그래서 헛트림, 식도의 화끈거림, 쉰 목소리 등을 경험하게 된다. 입 냄새가 나거나 트림과 방귀가 잦거나, 가스가 계속 차거나 목이 뻐근하고 뭉친 어깨, 다양한 통증, 다양한 피부질환이 생기기도 한다. 모두 위벽에 독소가 남아 있기 때문에 발생하는 증상들이다.

6) 담즙분비 저하 : 담즙분비 저하가 담적을 만든다

담즙분비 저하도 담적을 유발할 수 있다. 담즙은 위장운동을 조절하는 기능을 갖고 있는데, 담즙이 과하면 위장운동이 촉진되어 설사가 일어나고 담즙이 결핍되면 위장운동이 저하되면서 변비가 일어나게 된다. 그런데 현대인들에게는 담즙 결핍이 더 흔히 발생한다. 담즙분비를 일으키는 요인에는 크게 2가지가 있는데 위산분비 저하와 간기능 저하가 있다. 위산분비가 안 되면 연쇄작용으로 담즙분비 저하가 발생한다. 만약 간기능이 좋지 않다면 간에서 담즙 생성이 원활하지 않거나 담낭의 담석으로 인해 담즙분비에 어려움을 겪게 된다.

더불어 담즙이 위로 역류하게 될 경우에도 담적이 유발될 수 있다. 담즙이 위로 역류하면 강산이어야 할 위가 알칼리화가 되면서 소화가 더 어려워진다. 앞에서 말했듯 위는 강산 환경이어야 소화가 잘되어 음식을 소장으로 내려보낼 수 있는데, 위가 강산이 되지 못하면 위가 음식물을 붙잡아 소장으로 내려보내지 못하게 된다. 이는 전형적인 소화불량이자 담적의 원인이 된다.

담즙이 위장으로 역류하고 구강으로까지 역류하면 입에서 쓴맛이나 신맛이 난다. 장이 폐색되기 때문인데, 주로 변비가 심할 때 나타난다. 이렇게 노폐물이 역류하면 담즙, 세균, 가스, 독소 등 자극적인 물질들이 위로 역류하게 된다. 만약 입으로까지 역류하면 입안이 알칼리화되어 감염에 취약하게 된다. 입속의 유해균들이 췌장을 손상시켜 췌장암을 일으키거나 대장을 손상시켜 대장암을 유발하기도 한다. 이처럼 담즙의 문제는 담적뿐 아니라 다양한 전신질환으로 이어질 수 있다. 이에 대해서는 뒤에서 좀 더 자세히 설명하기로 하자.

우리는 지금까지 담적을 일으키는 여러 원인에 대해 알아보았다. 담적은 한국인에게 발생하는 기능성위장질환의 약 70%를 차지할 정도로 빈번한 현대인의 질병이다. 담적을 앓고 있는 사람들의 95%가 소장내세균과다증식(SIBO)을 가지고 있으며, 담적 환자의 일부는 과민성장증후군으로 이어질 수 있다고 한다. 이뿐만 아니라 담적은 여러 장 질환, 전신질환으로 이어질 수 있다는 점에서 치료가 매우 중요하다. 담적의 발병 원인은 위에서 언급한 것처럼 매우 다양하고 복잡하며 한 가지가 아니라 여러 원인이 복합적으로 작용하는 경우가 많기 때문이다. 내가 먹는 음식, 위산이 잘 분비되는지 여부, 장내세균불균형, 자율신경 문제, 수면장애와 스트레스 정도, 다른 질병의 존재 여부… 등 담적에 관여하는 요인들은 너무도 많고 다양하여 근원 치료가 어렵고 재발률도 높을 수밖에 없다.

담적 치료 안 되면 과민성장증후군 만든다

건강에 관심이 높은 사람들이라면 소장내세균과다증식(SIBO)에 대해 들어보았을 것이다. SIBO(Small Intestive Bacteria Overgrowth) 즉 '장내세균과다증식증'이란 우리의 소장 속에 살고 있는 세균이 과다 증식된 상태를 말한다. 이 상태가 되면 장에 염증이 발생하기 쉽고, 이 염증으로 인해 소화불량이 생기고 영양흡수도 어려워진다. 결국, 장에 구멍이 뚫리는 장누수증후군으로 이어진다. 그런데 위장이 굳는 담적은 이 장내세균과다증식(SIBO)과 밀접한 관련이 있다.

장내에 세균이 과다 증식되는 질병인 소장내세균과다증식(SIBO)이 일어나는 과정에 관여하는 2가지 요소가 있다.

첫째, 위산저하다.

위산은 단백질 소화는 물론 살균기능을 통해 박테리아 수치를 낮추는데, 위산이 저하되어 소화가 제대로 되지 않으면 위에 있던 박테리아가 소장으로 내려감으로써 소장내세균과다증식(SIBO)을 일으킨다.

둘째, 위운동 장애다.

위산을 비롯한 소화효소는 음식을 분해하고, 위의 신경, 근육 및 신경 전달 물질은 소화관을 통해 위장에서 소장 및 대장으로 음식물을 이동시킨다. 이 역시도 소화의 중요한 과정이다. 이때 우리의 위운동이 제대로 일어나지 않는다면 음식이 소장과 대장에서 오래 머물며 발효되고 박테리아의 먹이가 된다. 이는 세균을 더욱 증식시키는 원인이 된다.

만약 위운동이 저하되는 현상인 담적으로 인해 소장내세균과다증식(SIBO)이 생기면, 세균들이 과다 증식하고 대사를 하면서 가스를 만들어내게 된다. 이것이 위로 올라가 위내 압력을 높여 하부식도괄약근을 열면 역류성식도염이 되고 아래로 내려가면 설사를 만들어낸다. 가스 생성이 과다하여 팽창하면서 신경을 압박하게 되면 복통까지 유발할 수 있다. 나아가 소장내세균과다증식(SIBO)을 그냥 둘 경우, 심각한 만성질환을 초래할 수 있다는 점에서 눈여겨봐야 한다. 보통 소장내세균과다증식(SIBO)이 있는 사람들은 복부통증, 메스꺼움, 가스, 팽만감, 트림, 고창, 만성변비 또는 설사 증상을 겪는다. 장내세균의 수와 그 대사산물이 영향을 미쳐 나타나는 증상이다. 나쁜 균들의 대사산물들은 보통 메탄, 유황 기반의 가스 등인데 이것이 몸에 머물면서 가스 및 위장 팽만감을 유발하게 된다.

소장내세균과다증식(SIBO)이 소장에 염증을 만들고, 이 염증이 장운동을 변화시키고 설사, 변비를 유발하고 장 민감성을 높여 복통, 가스 및 팽만감을 발생시킨다. 그리고 이것이 과민성장증후군으로 이어진다. 나아가 이 염증이 치료되지 않고 만성화되어 소장내세균과다증식(SIBO)이 계속 이어지게 되면, 장누수, 크론병, 궤양성대장염으로까지 이어질 수 있다. 또 모든 간 질환, 담석증, 위염뿐만 아니라 혈당조절 장애 및 제2형 당뇨병, 만성피로 증후군, 섬유 근육통, 류마티스관절염 및 기타 자가면역질환, 갑상선질환, 빈혈, 체중 문제 등도 소장내세균과다증식(SIBO)을 통해 발생할 수 있다. 따라서 소장내세균과다증식(SIBO)은 우리 몸이 심각한 질환으로 이어지는 신호탄과도 같다.

담적은 전신질환으로 가는 징검다리다 ──

필자는 담적의 여러 원인들을 연구하면서 이것이 기능성위장질환을 넘어 전신질환으로 가는 징검다리로 작용한다는 것을 깨달았다. 우리 몸은 하나의 원인이 하나의 병만을 만들어내지 않는다. 어느 부분에 이상이 생기면 유기적으로 연결되어 있기 때문에 또 다른 기관의 이상을 불러일으키고, 생각지도 못한 기관에서 심각한 문제로 이어진다.

필자가 저서 《그 누구도 당신이 아픈 진짜 이유를 말해주지 않는다》에서 말했듯 무엇보다 우리 몸이 스스로 치유할 수 있는 선순환 구조를 가질 수 있도록 질병의 원인을 만드는 근원적 원인을 찾아 하나씩 치료해나가는 것이 중요하다. 특히 담적과 같은 기능성위장질환은 우리가 흔히 '소화가 잘 안 된다' '속이 안 좋다' 하는 증상에서 출발하는 질환으로, 전신질환으로 가는 도미노의 단초가 된다.

이제 다음 장에서 우리는 현대인의 고질병과도 같은 '과민성장증후군'에 대해 알아볼 것이다. 과민성장증후군 역시 한국인에게 특히 잦은 소화장애 중 하나로 심각할 경우 일상을 해치는 원인이 되기도 한다. 과민성장증후군이 일어나는 과정과 원인을 정확히 알고, 이를 해결하기 위한 준비를 해보자.

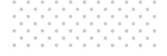

부록 담즙분비가 되지 않으면
생기는 전신질환들

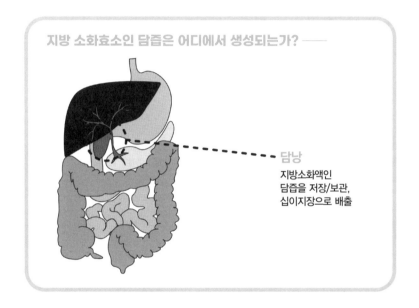

지방 소화효소인 담즙은 어디에서 생성되는가? ──

담낭
지방소화액인
담즙을 저장/보관,
십이지장으로 배출

────── 담즙은 주로 콜레스테롤, 담즙염 및 빌리루빈으로 구성된 녹갈색 액체로, 간에서 분비되는 소화효소이다. 담즙은 지방이 소장에서 흡수되도록 유화시키는 소화액으로 알려져 있다. 담즙이 중요한 이유는 담즙이 지방 대사와 위장운동 조절, 장내세균균형에 도움을 주기 때문이다. 특히 담즙은 지방의 최적 소화

를 위해서 필수적이다. 지방이 많은 음식이 소장을 통과하면 담낭은 담즙을 분비해 이 지방을 유화시키고 지방산을 만들어 체내로 쉽게 흡수하도록 만든다. 또 인슐린 분비를 촉진하여 혈당 대사를 조절하며 해독작용을 통해 몸 밖으로 독소를 배출하는 데 도움을 준다. 담즙분비가 저하되면 지방 함량이 높은 식사 후에 특히 많이 나타나는 메스꺼움, 가스, 팽창 등의 장내 이상을 경험할 수 있다. 담즙의 기능에 대해 조금 더 자세히 살펴보자.

담즙의 4가지 중요한 기능

담즙의 기능은 크게 4가지로 나누어 설명할 수 있다.

첫째, 담즙은 살균 기능을 갖고 있어 유해균을 제거한다.

담즙은 위산처럼 살균 기능을 갖고 있어서 소장에서 세균 증식을 억제한다.

둘째, 담즙은 독소와 함께 배출된다.

간이 해독시킨 노폐물(약물, 독물)들이 담즙에 섞여 십이지장으로 배출된다. 따라서 담즙의 흐름이 원활하지 않으면 독소가 체내에 축적될 수 있다. 수용성 독소는 주로 소변을 통해 배설되고 지용성 독소는 담즙으로 배출되어 장을 통과한다. 만약 담즙이 제대로 배출되지 않는다면 축적된 독소는 원치 않는 세균들의 과증식, 만성 염증, 체중 증가 및 여러 결과에 영향을 미칠 수 있다.

셋째, 담즙은 지용성 비타민의 흡수를 촉진한다.

담즙은 지용성 비타민인 A, D, E, K 등과 미네랄인 철, 칼슘 등의 흡수를 촉진한다. 담즙분비가 잘 안 되면 이처럼 인체에서 중요한 역할을 하는 지용성 비타민 흡수 저하로 다양한 질환이 발생할 수 있다.

넷째, 담즙은 장운동을 활발하게 해준다.

담즙은 장을 자극하여 장운동을 활발하게 하고, 배변을 촉진시켜 소화를 돕는다. 만약 담즙분비가 과하게 되면 위장운동이 촉진되어 설사가, 담즙분비가 저하되면 위장운동이 저하되어 담적, 변비가 일어나게 된다.

담즙분비가 저하되는 2가지 원인

그렇다면 담즙분비 저하는 왜 일어나며, 담즙분비가 저하되었을 때 우리 몸에는 어떤 일이 일어날까? 먼저, 담즙분비 저하의 원인은 크게 2가지로 나누어 설명할 수 있다.

첫째, 간기능 저하다.

담즙은 앞에서 설명한 대로 '간'에서 분비되는 소화효소이기 때문에 간의 기능이 떨어지거나 간과 관련된 질병이 생겼을 때 생산 자체에 이상이 생길 수 있다.

둘째, 위산분비 저하다.

간기능은 정상인데 담즙이 저하된 사람들의 경우, 대부분 위산분비 저하로 인해 담즙분비가 저하된 경우다. 담즙은 위산이 시그널을 보내어 "활동하라!"고 할 때만 소화효소로써 역할을 감당하게 된다. 만약 담즙이 정상으로 생산되어 담낭에 있는데도 제 역할을 하지 못한다면, 위산저하로 인해 시그널을 받지 못했기 때문이다.

담즙분비가 저하되면 어떤 일이 일어날까?

필자를 찾아오는 사람 중 다음과 같은 증상을 호소하는 사람들이 있다. 메스꺼움, 구토, 지방변, 오른쪽 갈비뼈와 어깨 통증, 복통, 만성 가스 및 팽만감, 피부 가려움증, 황달, 두통(편두통), 섬유근육통, 갑상선기능저하, 식욕 저하, 체중 감량의 어려움, 피부발진 등등. 그런데 이런 증상은 주로 담즙분비가 저하된 상태일 때 나타나는 증상들이다. 특히 통증에 있어서, 만약 몸의 오른쪽 부분에 통증이 나타난다면 담즙분비가 저하되었다고 볼 수 있다. 반대로 왼쪽에 통증이 나타난다면 소화효소가 부족하다는 신호이며, 명치에 통증이 있다면 위산과 담즙이 부족하다는 뜻이다.

이처럼 담즙분비가 저하되면 우리 몸에는 다양한 증상이 나타나고, 이를 그대로 방치할 경우 심각한 전신질환으로 이어질 수 있다. 다음은 담즙 저하로 인해 발생하는 증상 및 질환이다.

① 담즙분비 저하가 위암을 만든다

담즙분비가 저하되면 세균이 살균되지 않음으로써 소장내세균과
다증식(SIBO)이 일어난다. 소장내세균과다증식(SIBO)으로 발생한
가스가 위로 올라가면 위 내 압력을 증가시켜 역류성식도염을 유발
하고, 아래쪽으로 내려가 장의 운동을 변화시키면 설사를 유발한다.
그대로 방치할 경우 담즙 저하로 인해 위장운동이 저하되고, 소장내
세균과다증식(SIBO) 상태로 이어지면 담즙 역류로 위염이 발생한
다. 이를 그대로 방치하면 장상피화생에서 위암까지 갈 수 있다.

② 담즙분비 저하가 십이지장궤양을 만든다

음식물이 위산으로 인해 분해되어 유즙 형태로 십이지장으로 내
려오면, 1차로 담즙이 2차로 중탄산염이 십이지장벽을 보호하고 소
화기능을 촉진시킨다. 이때 담즙분비가 저하되면 십이지장벽의 보
호기능이 약화되어 십이지장궤양 발생 위험성이 증가할 수 있다.

③ 다양한 소화 문제를 일으킨다

담즙은 기본적으로 지방을 소화하는 역할을 하는데, 담즙이 저하
되면 지방이 십이지장에 내려오면서 발생하는 소화불량인 지방 과
민증이 발생할 수 있다. 또한 담즙으로 인해 음식물이 제대로 살균
되지 않으면 소화관의 세균 증식, 장의 염증 등이 발생해 궁극적으
로 장누수로 이어질 수 있다. 또 십이지장에 지방 성분이 들어가면
위에서 십이지장으로 가는 음식 이동이 지연될 수 있다. 최적의 소

화 환경은 소장이 약알칼리 환경이 되는 것이다. 그러기 위해선 알칼리성인 담즙이 잘 분비되어야 한다. 그래야만 담즙이 췌장에서 분비하는 중탄산염과 함께 위산을 중화시켜 약알칼리 환경을 만들어 소화가 잘 이루어질 수 있게 된다.

④ 지용성 비타민 흡수 저하로 다양한 전신질환을 초래한다

담즙이 분비되지 않으면 비타민A, 비타민D, 비타민K2 등의 지용성 비타민 역시 흡수가 되지 않는다. 가끔 영양제를 통해 이러한 지용성 비타민을 보충하면서도 효과가 별로 없다고 말하는 사람들을 보게 되는데, 아무리 좋은 것을 먹어도 위산이 저하되어 있고 간기능이 떨어져 담즙이 분비되지 않는다면 이들이 몸 안에 흡수되지 않아 그대로 변기로 보내진다. 만약 영양제를 먹고 있는데 별 효과를 못 느낀다면 담즙분비에 이상이 있는 것은 아닌지 체크해볼 필요가 있다.

만약 비타민A가 흡수되지 않는다면 다양한 피부질환 및 호흡기 계통의 질환이 발생한다. 비타민D가 부족할 경우 자가면역질환, 알레르기 등의 면역불균형과 관련된 질환과 장내세균불균형으로 인한 질환이 발생할 수 있다. 또 비타민K가 부족할 경우 골다공증, 석회화 질환, 담적 등이 발생할 수 있다. 그리고 비타민E가 부족할 경우 항산하 저하, 혈관 보호기능 저하가 초래될 수 있다. 이 외에 지방이 제대로 대사하지 못할 경우 혈당 불안정 문제가 발생한다는 연구 결과도 있다.

지용성 비타민이 하는 일을 정리하면 다음과 같다.

지용성 비타민이 하는 일 ──

1 비타민A
시력 향상, 항산화 작용, 콜레스테롤 산화 방지로 세포노화 방지, 간 혈류를 강화하여 해독작용, 스테로이드 합성에 관여해 고환과 난소 기능 강화, 생체막을 강화하여 바이러스 차단(항암 효과), 호흡기 계통 감염 저항력 강화(인체오염물질에 대한 항체를 증진시킴), 보습역할과 주름방지로 노화 지연 및 화장품 사용 시 발생하는 피부질환을 예방(여드름, 건선, 일광 화상 등)

2 비타민D
뼈의 형성과 칼슘의 항상성 유지에 필수적, 결핍될 시 고혈압, 심혈관질환, 당뇨, 암, 비만 등과 관련, 면역력과도 연관.

3 비타민K2
기본적인 효능으로 심혈관 건강과 뼈 기능 증진에 관련, 골다공증과 죽상 동맥 경화증을 예방함. 석회화질방지, 담적

4 비타민E
활성산소의 작용을 억제하는 항산화 작용을 하며, 피부와 혈관 등 각종 세포의 산화를 억제하여 건강 유지에 중요한 역할을 함.

담즙분비를 촉진시키는 방법

그렇다면 담즙분비를 촉진시키는 방법은 없을까? 가장 쉽게 할 수 있는 방법은 충분한 물을 섭취하고 간 해독을 통해 간기능을 개선하는 것이다. 앞에서 말한 대로 담즙분비가 생산되지 않는 원인은 간 기능 문제에 있다. 지방간, 간경변, 간염, 다량의 담석 발생 시 담즙분비 생산에 치명적인 영향을 미친다. 따라서 전문 제품을 통해 정

기적으로 간 해독을 하고, 간기능을 향상시키는 것이 중요하다. 또 실리마린, 아티초크, 레시틴, 커큐민 등을 섭취함으로써 담즙분비를 촉진할 수 있다.

담즙분비 저하가 만드는 증상 및 질환 ──

- 소장내세균과다증식(SIBO)
- 각종 통증(두통, 편두통, 발 통증, 만성적인 오른쪽 어깨 통증, 열을 동반한 오른쪽 갈비뼈 통증)
- 항문 가려움, 생식기 가려움, 지방변 등
- 변비, 설사
- 식욕 억제 혹은 체중조절 문제
- 화학 물질에 대한 민감도가 높아져 알레르기 반응이 발생
- 피부에서 수포, 벗겨짐 또는 가려움증
- 지속적인 콧물
- 식사 후 입안의 쓴맛
- 노란 피부
- 건조한 피부 및 부서지기 쉬운 모발을 포함한 지용성 비타민 결핍 신호
- 성 기능을 포함한 호르몬불균형

이와 함께 중요한 것은 위산분비를 촉진시키는 것이다. 위산저하는 담즙을 활성화시키지 못할 뿐 아니라 소화기능을 떨어뜨리고 각종 질환을 일으키는 질병 도미노의 시작이 될 수 있다. 이 책의 76페이지를 통해 위산분비를 촉진시키는 방법을 참고하길 바란다.

담적병 자가진단법

- [ ] 가스가 차고 속이 더부룩하다
- [ ] 대변을 봐도 시원하지 않다
- [ ] 어지럽다
- [ ] 눈이 침침하다
- [ ] 눈 주위가 뻑뻑하다
- [ ] 얼굴색이 누렇고 기미가 있다
- [ ] 뒷목이 뻑뻑하다
- [ ] 피곤함을 느낀다

- [ ] 두통이 자주 발생한다
- [ ] 건망증이 심해진다
- [ ] 입 냄새가 심하다
- [ ] 냉, 염증 등이 발생한다
- [ ] 잘 체한다
- [ ] 음식물이 역류한다
- [ ] 속이 메스껍다

  - [ ] 10점 이상 : 매우 심한 상태
  - [ ] 5~9 점 : 심한 상태
  - [ ] 4점 이하 : 괜찮은 상태
  - = 항목당 1점씩 계산

과민성
장중후군

Know, Heal and Care

Chapter 5.
과민성장증후군,
원인을 제대로 알면 고칠 수 있다

학업 스트레스, 진학 문제로 시달리는 10대들. 취업 문제, 직장 문제, 결혼, 주택, 미래에 대한 불안감 등으로 스트레스를 받는 20~30대. 고부간의 갈등, 자녀나 남편과의 갈등, 가중되는 가사로 인해 스트레스를 받는 주부들. 과한 업무와 잦은 회식으로 지친 직장인들…. 이들은 늘 긴장을 놓지 못하는 삶을 사는 사람들로, 필자를 찾아오는 전형적인 과민성장증후군 환자들의 유형이다. 이들은 출퇴근 혹은 등하교 시 대중교통 이용에 대한 두려움을 안고 산다. 중간에 화장실에 가야 해서 시간을 맞추지 못할까 봐 남들보다 일찍 움직여야하는 불편함도 있다. 심한 경우 휴직이나 퇴직을 결심하기도 한다. 여행을 가는 것도 불편하다. 언제 설사 증상이 나타날지 모르기 때문이다. 피로감, 나른함, 기억 장애와 인지 장애, 그리고 머리가 뿌옇게 되는 브레인포그 현상으로 업무에 집중을 못 한다고 호소하는 사람도 있다. 이들 모두 과민성장증후군을 오래 앓아온 사람들이다. 그리고 대부분 오랫동안 병원에 다녔지만, 증세가 호전되지 않는 경우가 대부분이다.

얼마 전 필자를 찾아온 40대 초반의 직장인인 K씨도 오랫동안 과민성장증후군으로 고생하고 있었다. 그는 미팅이 있는 날만 되면 전날부터 이미 잠을 설친다고 한다. 2~3시간 정도 진행해야 하는 미팅이나 사내 발표가 있을 때면 더욱 긴장을 하게 된다고. 다름 아닌 화장실 문제 때문이다. 꾸르륵꾸르륵 배에서 나는 소리는 물론, 계속된 복통과 신호에 식은땀이 줄줄 흐르기 마련이다. 심각할 때는 회사를 그만둬야 하나 싶을 정도였다고 한다.

필자를 찾아오는 사람 중 K씨처럼 정신적 스트레스와 함께 심각한 고통을 호소하는 것이 바로 이 과민성장증후군이다. 과민성장증후군에 걸린 사람들은 생명에 지장은 없지만 '죽을 만큼 괴로운 병'이라고 호소한다. 특히 여성은 남성보다 과민성장증후군에 걸릴 가능성이 높다. 또 절반 이상이 35세 이전부터 이 증상을 시작해 낫지 않고 계속되어왔다는 것을 알 수 있다. 다행히 꾸준한 치료와 노력으로 개선되는 경우도 있으나 어떤 경우에는 증상이 악화되어 반복됨으로써 일상생활에 큰 영향을 미친다.

과민성장증후군은 현대인들이 가장 흔하게 접하는 질환 중 하나이다. 전 세계 사람의 약 11%, 한국인의 10~15%가 과민성장증후군을 앓고 있다. 과민성장증후군의 전형적인 증상은 설사와 변비, 설사와 변비의 교대, 점액 대변, 복통, 가스, 팽만감, 배변 후 잔변감, 메스꺼움, 구토 등이다. 정상 배변은 사람에 따라 하루에 3번 혹은 일주일에 3번 정도지만 출혈이 없어야 하며 배변 시 경련성 복통이 없어야 한다. 그러나 과민성장증후을 앓고 있는 사람들은 설사, 변비 혹은 이 둘을 동시에 호소하거나 점액성변을 보기도 한다. 대변을 시원하게 보면 기분까지 좋아지지만 보다 만 것처럼 찜찜함이 남아 있으면 여간 고통스러운 것이 아니다. 대변이 안 나오는 증상 때문에 힘들어하다 관장을 하면 설사를 하게 된다. 설사를 하면 지사제를 먹고, 지사제를 먹으면 설사는 그치지만 변비가 나타나고, 그래서 다시 변비약을 먹으면 설사를 한다. 병은 나아지지 않고 증상만 호전됐다 악화됐다를 반복하면서 이 병원, 저 병원을 찾게 되고 좋다는 약을 찾아 쫓아다니게 된다.

과민성 대장증후군의 증상 ─

- 변비
- 설사
- 비정상적인 배변 습관(번갈아 일어나는 변비와 설사)
- 대변에 점액 다량 포함
- 복통/복부팽만감/복부불쾌감
- 불완전한 배변 느낌
- 가스 팽배
- 메스꺼움/구토

이렇게 고통스러운 질환이지만, 과민성장증후군은 뚜렷한 원인이 밝혀지지 않아 오래전부터 많은 연구가 이루어져 왔다. 정말 과민성장증후군은 뚜렷한 원인이 없는 것일까?

강 원장이 바라보는 과민성장증후군이란? ──

'과민성장증후군'은 장벽 손상에 따른 장의 만성염증 때문에 장운동이 영향을 받아 장을 민감하게 만들어 변비, 설사, 복통, 가스, 팽만감을 일으키는 증상이자 질환이다. 이러한 과민성장증후군은 선천적, 후천적 요인이 모두 적용될 수 있는데, 잦은 복통과 원활하지 못한 배변으로 일상생활 속에서도 큰 불편함을 유발한다. 따라서 증상만이라도 완화하기 위해 많은 사람이 병원을 찾고 약을 처방받는데, 이렇게 단순한 접근으로는 결코 과민성장증후군을 치료할 수 없다.

과민성장증후군을 바라보는 기존의 관점은 필자와 많이 다르다. 병원을 찾는 과민성장증후군을 앓고 있는 사람들 대부분이 만성적 불안, 우울 등의 심리적 증상을 보이기 때문에 보통 '과민성장증후군은 원인이 뚜렷하지 않은 질병'이라고 바라보는 것이 현대 의학의 관점이다. 그래서 정신적, 심리적 변화를 주요 원인으로 보고 스트레스 관리에 초점을 맞추기 쉽다. 물론, 스트레스는 모든 병의 근본적 원인 중 하나로 반드시 관리해야 하는 부분인 건 사실이다. 그러나 필자는 오랜 진료를 통해 과민성장증후군의 가장 큰 원인을 장 내의 염증으로 보고 치료에 들어갔을 때 완전히 치료가 되거나 크게 호전을 보이는 경우를 경험했다.

따라서 필자는 과민성장증후군을 장의 염증으로 인해 발생하는 기능성위장질환으로 보고 치료 역시 여기에 초점을 맞추고 있다. 무엇보다 장의 염증을 유발하는 가장 큰 원인인 소장내세균과다증식(SIBO)과 기타 다른 요인들, 예를 들면 스트레스, 약물, 잘못된 식이(글루텐, 유제품, 옥수수, 콩, 불포화지방산 불균형 등), 알코올, 장내세균불균형 등에 대해 꼼꼼하게 짚어본 다음 장내의 환경을 개선하기 위해 자신의 상태, 증상에 따른 맞춤 식이로 바꾸고, 염증으로 손상된 장벽을 복구하는 치료까지 모두 병행해야만 완벽한 치료가 가능하다.

더불어 과민성장증후군은 단순하게 장 치료에만 접근해서는 안되고 위의 기능까지 연계하여 복합적으로 치료할 때 효과가 극대화될 수 있다. 우리가 매일 먹는 음식과 식이독소, 약물뿐 아니라 올빼미로 변한 잠이 부족한 생활습관 그리고 급하게 먹고, 과식, 폭식하는 식습관도 과민성장증후군에 영향을 준다. 뿐만 아니라 장 신경계와 자율신경계는 연계되어 있어서 빈번하게 발생하는 스트레스도 질환 발생에 상당한 영향을 끼치므로 단순하게 접근하여서는 치료하기가 어렵다.

이제부터 필자는 과민성장증후군이 발생하는 기전과 원인을 하나하나 짚어볼 것이다. 이 책의 제목처럼 건강을 되찾기 위해 가장 먼저 해야 할 일은 우리가 앓고 있는 병에 대해 '제대로 아는 것'이다. 우리가 아픈 진짜 이유를 알고 그에 맞는 치료에 들어갈 때만이 완치를 기대할 수 있다.

과민성장증후군은 곧 장의 염증이다 ——

과민성장증후군의 발생 과정

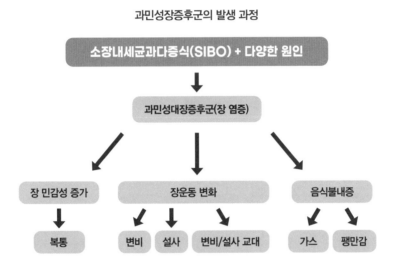

과민성장증후군을 만드는 장의 염증은 '비만세포'와 관련된다. 비만세포는 일종의 면역세포로 '비만'이라는 이름이 붙어 있지만 실제로 비만과는 관계가 없다. 과민성장증후군의 환자들은 대부분 평상시보다 많이 비만세포가 활성화되어 있다. 스트레스, 매운 음식, 글루텐, 온도, 가스 압력, 장내세균 등이 비만세포를 자극하여 비만세포가 활성화되면 염증이 유발된다. 비만세포 안의 과립구(주머니) 속에는 염증 유발 물질들이 가득 담겨 있는데, 스트레스나 매운 맛 등의 자극이 들어오면 비만세포는 자신의 몸 안에 있는 과립구를 터뜨려 밖으로 분비시킨다. 이 염증 물질들은 장의 흐름에 직접적인 영향을 끼치고 변비, 설사, 가스, 팽만감, 통증과 불편함을 유발시킨다.

이런 염증이 만성화되면 장은 비슷한 자극에도 과민하게 반응하게 된다. 따라서 병이 다 나은 후에도 조그만 자극에도 비슷한 통증을 느끼면서 고통을 안게 된다. 과민성장증후군에 한 번 걸린 사람은 정상인보다 자극에 대해 반응을 보이는 역치가 낮아서 염증에 대해 더 민감성을 갖게 된다. 이것이 바로 과민성장증후군(IBS)이다.

소장내세균과다증식(SIBO)이 어떻게 과민성장증후군을 만드는가?

소장내세균과다증식(SIBO)을 앓고 있는 사람들의 주요 증상을 살펴보면 가장 흔히 설사, 그다음 복통, 그다음 더부룩함과 역류성식도염이 있다고 보고된다. 이런 증상은 과민성장증후군의 증상과 상당 부분이 겹친다. 따라서 과민성장증후군에 대해 알기 위해서는 반드시 소장내세균과다증식(SIBO)에 대해 짚고 넘어가야 한다.

소장내세균과다증식(SIBO) 상태

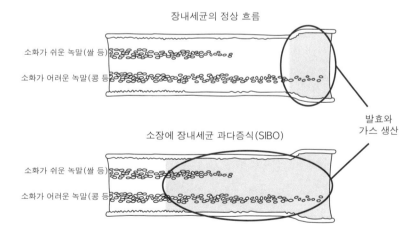

장내세균의 정상 흐름

소화가 쉬운 녹말(쌀 등)

소화가 어려운 녹말(콩 등)

소장에 장내세균 과다증식(SIBO)

소화가 쉬운 녹말(쌀 등)

소화가 어려운 녹말(콩 등)

발효와
가스 생산

SIBO(Small Intestine Bacteria Overgrowth)란 앞에서도 말했듯 우리 소장 속에 세균이 과다증식된 상태를 말한다. 고지방식이, 설탕 및 가공음식 섭취, 알코올 섭취, 스트레스, 약물복용으로 장내세균불균형이 유발되고 위산부족이나 담즙 저하, 스트레스로 장운동이 저하되고 또 대장의 세균이 올라오면 소장내세균과다증식인 SIBO가 나타난다. 소장내세균과다증식(SIBO)이 있으면 장에 염증이 발생하기 쉽고, 이 염증으로 인해 소화불량이 생기고 영양흡수도 어려워진다. 이 염증이 장운동을 바꾸고 통증의 민감성을 높여 복통을 일으킨다. 따라서 우리 몸이 소장내세균과다증식(SIBO) 상태에 있다면 과민성 장증후군이 일어날 가능성이 매우 높다.

우리의 장 속에는 1,000조가량의 장내세균이 살고 있으며, 그중 나쁜 세균들이 증식하면 염증이 발생한다. 이렇게 발생한 장의 염증은 장의 운동을 바꾼다. 염증이 심하면 변비가 나타난다. 건강한 성인은 장내세균의 수와 구성을 일정하게 조절하는 몇 가지 기능을 가지고 있다. 먼저, 위산은 위 안으로 들어온 세균을 살균 또는 증식을 억제하여 십이지장으로 가지 못하도록 한다. 또 십이지장에서는 담즙과 췌장효소가 세균의 성장을 억제하며, 십이지장을 포함한 소장 전체에 걸친 연동운동 및 점액층도 세균의 성장을 억제한다. 회맹판은 대장으로부터 소장으로의 역행성 세균 진입을 억제한다.

그러나 위산이 저하되고 담즙 및 소화효소 분비가 억제되어 세균이 소장에서 과다 증식되거나 소장과 대장의 경계에 있는 회맹판 조절기능 이상으로 대장에 있는 세균이 소장으로 역류하면서 소장내세균과다증식(SIBO)이 일어나게 된다. 과다 증식된 세균으로 인해 발효, 부패가 일어나면서 가스가 과다 발생되는데 이것이 복부의 팽만감을 만들어 불편감과 함께 구취도 유발한다. 따라서 필자는 과민성장증후군을 앓고 있는 사람 대부분이 소장 속에 세균이 과다증식된 상태에 있다고 본다. 그리고 소장내세균과다증식(SIBO) 상태라는 것은 장에서 수소와 메탄가스가 생성되고 있다는 뜻과 같다. 수소가 많으면 설사가 발생하는데, 우리 몸에 수소가 많다는 것은 곧 세균독소(LPS)가 많은 상태라고 봐야 한다. 세균독소(LPS)가 많으면 섬유근육통과 같은 전신 통증을 유발한다. 또 메탄가스가 많으면 변비가 되는데, 메탄가스가 많을 때는 세로토닌이 적은 상태라고 봐야 한다. 세로토닌이 저하되면 카잘세포 생성에 영향을 주어 장운동 변화가 일어난다.

소장내세균과다증식(SIBO)의 10가지 주요 증상

1 가스
2 팽만감
3 설사
4 복부통증
5 변비
6 염증성장질환
7 음식불내증(글루텐, 카세인, 과당 등)
8 만성질환(섬유근육통, 만성피로, 당뇨, 신경 장애, 알레르기, 자가면역질환)
9 비타민, 미네랄 그리고 B12결핍
10 지방 흡수 장애

앞에서 말한 것처럼 과민성장증후군의 주요 원인은 소장내세균과다증식(SIBO)이다. 그러나 이 외에도 장의 염증을 만들어 과민성장증후군을 유발하는 다양한 원인이 있다. 예를 들어, 다양한 스트레스와 수면장애, 알코올, 항생제, 소염진통제(NSAIDS) 등의 약물도 장염증을 만드는 원인으로 작용한다. 또 글루텐, 유제품, 콩, 불포화지방산 불균형 등의 음식물과 독소 등도 장 염증을 만들며, 장내세균 불균형 역시 장의 염증을 만들어 과민성장증후군의 원인이 된다.

장 염증이 만드는 3가지 변화 ——

대부분 과민성장증후군의 원인을 스트레스, 즉 정신적 문제로 본다. 이 말은 아직 과민성장증후군의 뚜렷한 원인이 밝혀지지 않았다는 뜻과도 같다. 그러나 필자는 우측 그림에서 보듯 '과민성장증후군은 곧 장이 염증 상태에 있는 것'이라고 본다. 장 염증은 우리 몸에 다양한 변화와 증상을 만들어내면서 고통을 유발하게 된다. 필자는 이를 크게 3가지로 나누어 설명해보려고 한다.

1) 장 염증으로 인해 장운동에 변화가 생긴다

장 염증은 장운동에 변화를 가져오는데, 장운동 변화는 과민성장증후군의 주요 증상인 변비와 설사, 변비 · 설사의 교대 현상을 만들어낸다. 이렇게 장 염증으로 인해 장운동을 변화시키는 가장 큰 요인은 세로토닌 분비량의 변화다.

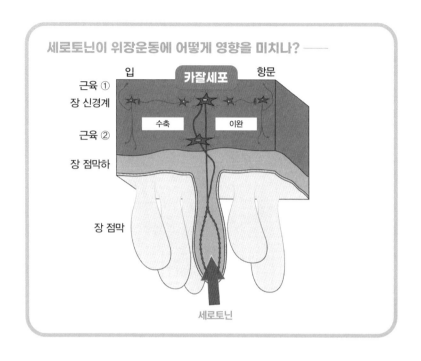

세로토닌이 위장운동에 어떻게 영향을 미치나? ——

카잘세포

입　　　　　　　항문

근육 ①
장 신경계

수축　　　　이완

근육 ②

장 점막하

장 점막

세로토닌

　우리의 위장은 신경계의 신호를 받아 움직인다. 위 그림을 자세히 살펴보면, 가운데 부분에 카잘세포가 보일 것이다. 이 카잘세포는 평활근(내장의 벽을 구성하는 근육)과 장 신경을 연결해 수축과 이완을 통해 장운동을 조절한다. 즉, 카잘세포가 근육층에 전기자극을 보내면, 그 신호에 따라 장이 규칙적으로 수축과 이완을 하게 된다. 만약 소장내세균과다증식(SIBO) 상태라면 장에 염증이 발생해 카잘세포 수와 기능이 저하된다.

　그런데 이 카잘세포는 세로토닌과 깊은 연관이 있다. 그림을 보면 세로토닌과 카잘세포가 서로 연결되어 있는 것을 볼 수 있다. 우리가 잘 아는 세로토닌은 두근거림, 설렘, 기쁨 등 행복감을 느끼는 데 필요하기도 한 신경전달물질로 장에서 95%, 뇌에서 5%가 분비된다. 장운동이 정상이라는 것은 세로토닌이 적절하게 생성되어 카잘세포를 만들어 장운동을 정상적으로 조절하고 있다는 뜻이 된다. 만약 세로토닌이 많으면 장운동이 과하게 활발해지면서 설사를 유발하고, 세로토닌이 적으면 반대로 장운동이 둔해지면서 변비를 유발한다.

따라서 카잘세포가 정상적으로 활동하려면 세로토닌의 양이 무척 중요하다. 카잘세포의 양은 세로토닌의 양과 비례하기 때문이다. 즉, 염증이나 세포 손상으로 인해 세로토닌의 양이 줄면 카잘세포의 양도 줄어 장운동에 치명적인 영향을 주게 된다. 그렇다면 세로토닌의 양을 줄어들게 만드는 원인에는 무엇이 있을까? 다음 그림을 한번 보자.

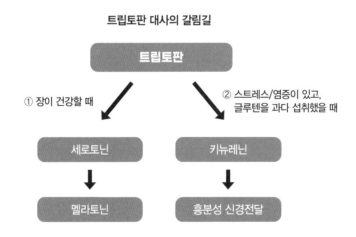

트립토판 대사의 갈림길

트립토판

① 장이 건강할 때 → 세로토닌 → 멜라토닌

② 스트레스/염증이 있고, 글루텐을 과다 섭취했을 때 → 키뉴레닌 → 흥분성 신경전달

'트립토판'은 단백질을 구성하는 많은 아미노산 중 하나다. 바나나, 귀리, 닭가슴살, 콩류 등에 많이 함유된 트립토판은 식품을 통해 반드시 섭취해야 하는 필수 아미노산이다. 이 트립토판은 우리 몸에서 분해되어 세로토닌과 멜라토닌을 생성하는 중요한 역할을 한다. 트립토판이 정상적으로 대사하여 1번 경로로 가게 되면 세로토닌이 잘 생성되지만 스트레스, 장 염증, 글루텐으로 인해 트립토판이 대사하여 그림에서 보이는 2번 경로, 즉 키뉴레닌을 만들어내는 경로로 가게 되면 세로토닌의 양이 줄어들면서 장운동에 변화가 발생한다.

이 외에도 장 염증으로 인해 장내세균불균형이 일어나면 세로토닌 생성에 필요한 비타민B가 부족하게 되고, 이로 인해 세로토닌을 만들어낼 수 없게 됨으로써 장운동에 변화가 생긴다.

세로토닌 문제 외에도 장운동의 변화를 가져오는 요인이 2가지 더 있는데 바로 가스 문제와 담즙분비 문제다.

먼저, 장에서 발생하는 가스 역시 장운동 변화에 영향을 미친다. 우리의 소장, 대장에서는 장내세균으로 인해 다양한 가스가 생성되는데 주로 수소, 메탄, 이산화탄소다. 장 건강이 정상일 때에는 이렇게 가스가 정상적으로 생성되지만, 특히 고지방식이로 인해 장 내에 수소 가스가 너무 많이 만들어지게 되면 장운동이 촉진되어 묽은 변, 설사가 발생하게 된다. 반면 메탄이 많이 만들어지게 되면 오히려 장운동이 억제되면서 변비가 발생한다. 설사와 변비가 교대로 일어나는 경우도 있다. 장내세균의 변화로 인해 장이 수소와 메탄 중 어떤 가스를 많이 만들어내느냐에 따라 설사가 되기도 하고, 변비가 발생하기도 하기 때문이다. 이때 장내세균의 변화는 대부분 음식과 스트레스, 약물이 영향을 미치는 경우가 많다.

담적에서 설명한 것처럼 간에서 생성되는 담즙 또한 장운동에 영향을 미친다. 즉, 담즙이 많을 경우 장운동이 촉진되고, 담즙이 부족하면 장운동이 억제된다. 장세포에는 담즙을 인지하는 수용체가 있어서 담즙이 들어오면 이를 인지해 장운동을 조절하게 된다. 과민성 장증후군의 대표적인 증상이 변비인데, 담즙분비가 안 되는 사람들의 경우 대부분 변비를 통해 나타난다.

현대인들의 경우 대부분 잦은 스트레스와 알코올 섭취, 식이섬유 섭취 부족 등으로 간기능이 저하된 경우가 많다. 또 간의 염증, 간 담석 등이 있는 경우도 많은데 이럴 때 담즙이 분비되지 않을 가능성이 커진다. 물과 식이섬유를 잘 섭취하는데도 변비가 사라지지 않는다면 담즙분비에 문제가 있는지 점검해보아야 한다.

2) 장 염증으로 인해 장 민감성이 생긴다

필자를 찾아오는 사람 중 유난히 복통을 호소하는 사람들이 있다. 학업 스트레스가 심한 학생들, 그리고 업무 스트레스가 심한 직장인, 각종 시험을 준비하는 사람들이다. 그들은 특별한 원인이 없는데도 스트레스만 받으면 극심한 복통이 생긴다고 고통을 호소한다. 왜 그런 걸까.

앞에서 설명한 대로 스트레스를 받거나 매운 음식을 먹어 장을 자극하면 우리 몸에서는 '비만세포'가 활성화된다. 비만세포가 활성화되면 그 안에서 있던 염증 유발 물질이 쏟아져나오는데 이때 '히스타민'이라는 물질이 함께 분비된다. 히스타민은 기본적으로 알레르기를 유발하는 물질이라고 알려져 있는데, 실은 히스타민은 외부 침입자로부터 우리 몸을 지키기 위해 분비되는 물질이다. 히스타민은 실제로 외부 이물질들을 제거하는 역할을 한다.

이러한 히스타민의 작용은 주로 피부나 점막(눈, 코, 입, 기관지, 위장관) 등에서 일어난다. 위에서 일어나면 구토, 장에서 일어나면 설사, 호흡기 쪽에서 일어나면 재채기, 기침, 가래, 콧물 눈에서는 눈물, 자궁 쪽에서는 생리통으로 나타난다. 우리가 흔히 '알레르기 반응'이라고 부르는 것들이다. 비염, 천식, 아토피 역시 이런 알레르기 반응에 속한다. 히스타민은 이런 작용을 통해 우리 몸에 외부 침입자가 들어왔다는 것을 알리며 급성 증상들을 통해 히스타민을 제거하는 역할을 담당하는 것이다.

과민성장증후군에서 흔히 일어나는 '복통' 증상 역시 히스타민이 주범이 되어 발생한다. 히스타민은 말단 신경 세포에서 'substance P'라는 통증 물질을 촉진하는데, 이것이 많아지면 통증이 증가한다. 즉 히스타민 양이 많아지면 그 양에 비례해서 통증이 심해지는 것이다. 장에서는 복통으로 일어나지만, 만약 장누수로 인해 히스타민이 몸 안으로 들어오게 되면 전신 어느 곳에서든 통증이 일어날 수 있다. 그중에서도 가장 많이 일어나는 곳이 목이나 어깨이며, 자궁 쪽에서 발생하면 생리통이나 자궁 통증으로, 뇌에서는 두통으로 발생한다. 손가락 마디와 무릎 등에서 발생하는 관절통 역시 히스타민으로 인해 발생할 수 있다. 즉 어느 부분에 히스타민 양이 많아지느냐에 따라 그 부위에 통증이 발생한다고 볼 수 있는 것이다.

앞에서 말한 대로 히스타민은 우리 몸을 침입하는 외부 요소들을 제거하는 역할을 담당하지만, 만약 이 히스타민이 과다해진다면 우리 몸에는 몸 곳곳의 통증뿐 아니라 여러 질환이 생기게 된다. 그리고 이렇게 히스타민이 과다해지는 경우는 크게 2가지로 볼 수 있다.

① 히스타민이 많이 공급되는 경우

이때는 외부적인 요인과 내부적인 요인으로 나뉘는데, 히스타민의 공급을 체크하려면 외부적 요인과 내부적 요인을 모두 살펴보아야 한다.

먼저 외부적인 요인은 음식이나 스트레스 등 외부로부터 들어오는 자극이 심해졌을 때다. 예를 들어, 매운 음식을 먹으면 스트레스와 마찬가지로 비만세포가 활성화된다. 또 온도, 약물 등에 의해서도 히스타민이 유발되며, 몸에 좋은 줄로만 알고 섭취하는 다양한 음식들이나 냉장 보관 음식물(특히 오래된 경우) 등은 히스타민 자체를 증가시킨다.

다음으로 내부적인 요인은 인체 세포가 히스타민을 만들어내는 경우다. 면역세포 중의 일부가 비만세포를 만들어낼 경우, 뇌세포에서 히스타민을 만들어 분비할 경우 등인데, 몸 안에 질병이 있거나 염증 상태일 경우 히스타민이 계속 만들어진다. 특히 만성질환이 있는 사람들은 만성염증 상태라고 볼 수 있는데, 비만세포가 활성화된 상태라고 볼 수 있다. 이 경우, 히스타민을 계속 분비하면서 그것이 다시 염증을 만드는 악순환이 반복될 수 있다. 즉 몸에 염증이 있다면 히스타민 분비가 계속 증가한다고 보아야 한다. 만성염증이 있다면 곧 히스타민 증후군이 있다고 봐야 하기 때문에 히스타민을 잡기 위해서는 염증 치료가 우선시되어야 한다.

② 히스타민을 제거하는 효소가 제대로 분비되지 않아 히스타민이 몸 안에 축적되었을 경우

히스타민이 분비가 되어도 급성으로 끝나는 것은 소장에서 히스타민을 분해하는 주요 효소인 '다오(DAO)'가 만들어져 분비되기 때문인데, 만약 소장에 염증이 있다면 이 효소가 분비되지 않아 히스타민을 분해할 수 없게 되고, 그러면 히스타민의 양이 많아지면서 통증이 만들어진다. 과민성장증후군의 복통 역시 장의 염증으로 인해 발생한다고 볼 수 있다. 히스타민을 유발하는 외부 자극은 많은데 반해 분해효소는 만들어지지 않아 히스타민 양이 자연스레 증가하기 때문이다. 이렇게 자주 복통이 생기게 되면 장 민감성이 생기면서, 작은 자극에도 금방 통증이 발생하게 된다.

안타깝게도 복통이 있는 사람들이 증상을 낮게 한다고 무조건 '유산균을 먹어야 한다.'고 생각하는데, 유산균인 락토바실러스균 중 일부는 그 대사산물로 히스타민을 만들어내기 때문에 오히려 복통을

증가시킨다. 정상인 경우에는 괜찮지만 과민성장증후군으로 복통이 있는 경우에는 유산균 섭취를 중단하고, 우선 장 염증을 잡고 히스타민을 줄이기 위한 치료에 집중해야 한다.

간에서도 히스타민을 분해하는 HNMT라는 효소가 분비되는데, 만약 간기능 문제로 인해 이 효소가 제대로 분비되지 않게 되면 전신질환에까지 영향을 줄 수 있다. 만약 장과 간 둘 다 문제가 있다면 더 심각한 문제가 발생할 수 있다.

그런데 한 가지 알아두어야 할 것은 모든 사람에게 똑같이 히스타민 작용이 일어나는 게 아니라는 사실이다. 아마 그런 경험을 해본 적이 있을 것이다. 똑같은 음식을 먹고, 똑같이 스트레스를 받아도 어떤 사람은 통증이 일어나고 어떤 사람은 안 일어나는 경우 말이다. 다음 그림을 한번 보자.

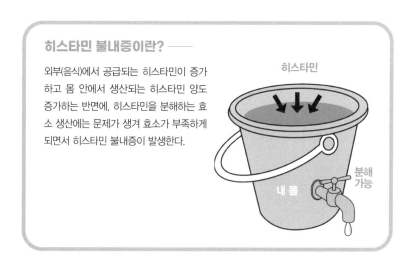

히스타민 불내증이란? ─────

외부(음식)에서 공급되는 히스타민이 증가하고 몸 안에서 생산되는 히스타민 양도 증가하는 반면에, 히스타민을 분해하는 효소 생산에는 문제가 생겨 효소가 부족하게 되면서 히스타민 불내증이 발생한다.

히스타민

분해 가능

내 몸

우리 몸에는 유전적인 요인, 장 건강 여부에 따라 각자에 해당하는 양동이를 하나씩 가지고 있다. 앞에서 말한 것처럼 정상적인 사람이라면 히스타민을 유발하는 음식을 먹어도 급성으로 증상이 나타났다가 분해효소에 의해 사라지거나 아예 증상이 나타나지 않기도 한다. 그러나 히스타민 분해효소가 제대로 생성되지 않아 히스타민이 이미 많이 축적되어 있어 양동이가 가득 차 있는 상태일 때는 조그만 외부 자극(음식, 스트레스 등)에도 양동이가 바로 넘치면서 알레르기 반응뿐 아니라 통증 증상이 일어나게 된다.

히스타민 외에 소장내세균과다증식(SIBO) 역시 장의 민감성을 만드는 요인이 된다. 과민성장증후군을 앓고 있는 사람들은 자주 복통을 느끼는데, 가스가 그 원인이 된다. 원래 가스는 정상적이라면 대장에서 생성되는데, 대장에 있어야 할 세균들이 소장으로 올라오면서 소장내세균과다증식(SIBO)이 발생한다. 소장내세균과다증식(SIBO)가 되면 보통 정상인보다 소장 내 가스가 5배 이상 많아지는데, 이 가스에 의한 팽창이 장 신경을 자극할 수 있다. 만약 장이 민감하다면 통증까지 느끼게 되고, 민감하지 않다 하더라도 복부팽만감을 심하게 느끼게 된다.

히스타민은 일반 검사들로는 진단이 안 되기 때문에 다른 병으로 오진이 되는 경우가 생각보다 많다. 필자를 찾아오는 사람들 중에서도 제대로 병을 짚어가다 보면 히스타민이 원인인 경우가 많은데, 오래도록 다른 병으로 간주하고 치료를 받아오면서 제대로 치료가 되지 않은 경우가 많았다. 앞에서 설명했지만, 히스타민이 우리 몸에서 과활성화되는 경우에 대해서 좀 더 구체적으로 살펴보도록 하자. 크게 3가지로 나누어 설명할 수 있다.

첫째, 몸 안에 염증이 있으면 이 염증이 비만세포를 자극하면서 히스타민 유발 세포들이 활성화된다.

만약 만성염증이 있는 사람이라면 어떨까? 히스타민이 계속 활성화되는 상태가 될 것이다. 이때 히스타민으로 인한 질환을 막으려면 히스타민 공급을 낮추어야만 한다.

둘째, 에스트로겐 우세증이 있는 경우에도 에스트로겐이 비만세포를 활성화된다.

셋째, 당뇨가 고인슐린, 고혈당인 경우에도 비만세포가 활성화되면서 히스타민이 증가한다.

어떤 사람은 이 3가지 모두에 해당하기도 하고 어떤 사람은 이 중 일부에 해당하기도 한다. 히스타민의 양에 따라서 몸 안에 발생하는 질환도 달라지는데, 중요한 것은 치료를 할 때 이 3가지 경우를 반드시 고려해야 한다는 것이다. 실제로 필자를 찾아오는 사람들의 대부분이 이 3가지 중 하나 이상에 해당했다.

앞에서도 말했듯 히스타민 작용을 조절하기 위해서는 히스타민을 유발하는 자극을 피하거나 히스타민 분해효소가 활성화되어야 한다. 히스타민은 다음 2가지 효소에 의해서 분해된다. 세포 밖에서 분해하는 것과 세포 안에서 분해하는 것이다.

① 세포 밖에서 작용하는 효소 : 다오(DAO, D-Amino Acid Oxidase)

다오는 주로 소장, 대장, 신장에서 분비된다. 다오는 위장과 혈중에 있는 히스타민을 분해해서 몸 밖으로 내보낸다. 그래서 세포 밖에서 작용하는 효소라고 한다. 만약 소장, 대장, 신장에 염증이 있거나 소장, 대장, 신장의 기능이 저하될 경우에는 다오 효소의 생산 능력이 감소하여 히스타민이 증가하게 된다.

② 세포 안에서 분해하는 효소 : NMHT(N-methylhistaminetransferase)

NMHT는 히스타민이 세포로 들어왔을 때 세포 내에 있는 히스타민을 분해하는 효소다. 세포 안에서 정상적으로 이 효소가 만들어지지 못할 경우 히스타민이 많아져 여러 질환을 일으키게 된다.

이처럼 히스타민은 분해효소들을 통해 대부분 분해가 되지만, 히스타민으로 인해 발생하는 질환들이 제대로 치료가 되지 않을 때가 있다. 아무리 효소 활성화가 잘 되더라도 만성염증을 제거하고, 에스트로겐 균형을 맞추고, 혈당을 낮추어주지 않으면 치료가 되지 않는다. 히스타민 양이 많아지면 분해효소를 만들어내는 데 한계가 있으므로 초과되는 양으로 인해 질환이 발생할 수밖에 없기 때문이다. 히스타민 분해 능력은 곧 해독 능력이다. 그런데 히스타민을 분해하는 능력을 초과하는 정도의 히스타민이 몸에 존재하게 되면 그로 인해 다양한 증상 및 질환이 발생할 수밖에 없다. 따라서 히스타민이 생성되는 내외부적인 공급 요인들을 최소화하면서 분해효소가 활성화될 수 있도록 하는 것이 치료에 대한 올바른 접근이 될 것이다.

히스타민이 일으키는 전신질환 ──

앞에서 살펴본 대로 장의 염증으로 인해 히스타민은 복통을 유발하기도 하지만, 히스타민이 과한 상태가 지속될 경우 우리 몸에는 다음과 같은 다양한 증상과 질병을 일으킬 수 있다. 필자를 찾아오는 사람들 중 아래와 같은 증상이나 질환으로 오랫동안 고통받으면서 이 병원 저 병원을 전전하는 사람들이 많이 있다. 다른 여러 원인들이 있을 수 있지만, 그중에서도 히스타민이 원인이 되는 경우가 많은데, 앞에서 이야기한 것처럼 기저질환으로 인해 염증이 많은 상태에서 히스타민 공급이 많고 분해효소가 활성화되지 않는다면 이름 모를 통증으로 고통을 호소할 수 있다. 다음은 히스타민을 통해 발생할 수 있는 여러 질환들이다.

- 코막힘, 재채기, 기침, 호흡곤란, 눈 가려움증, 갑작스러운 코피, 안면 홍조
- 감기는 아닌데 감기 증상을 달고 사는 사람
- 춥고 떨리는 체온조절 이상
- 쉽게 멍이 듬
- 몸의 부종
- 잠들기 어려움, 쉽게 깨어남, 각성, 기억 작용으로 불면, 낮 졸림 유발, 만성불면증
- 만성 소화불량, 역류성식도염, 담적, 멀미
- 과민성장증후군, 장누수증후군, 소장내세균과다증식(SIBO)
- 만성피로, 만성 어지럼증, 만성 이명
- 만성비염, 축농증, 만성 기침 및 천식: 결국에는 폐 염증이 증가하는 폐질환
- 만성두드러기, 가려움증 및 피부질환
- 만성통증(특히 목덜미와 어깨 통증 및 턱관절 통증 등)
- 가슴이 답답하고 심장이 두근거리는 증상: 부정맥, 허혈성 심장질환 등
- 간과 담도 질환(지방간, 간염, 담석)
- 곰팡이 감염(fungal infection): 칸디다질염, 방광염, 항문가려움증 등
- 갱년기증후군, 불임
- 통풍
- 정맥 순환 질환: 다리 저림, 정맥류, 치질
- 편두통과 만성 재발성 두통 그로 인한 약물 중독
- 불안, 초조, 우울증, 공황장애
- 브레인포그, 자폐증, 조현병 및 퇴행성 중추신경계(알츠하이머, 치매, 파킨슨) 질환

3) 장 염증으로 인해 음식불내증이 생긴다

현대에 와서 '건강'과 관련해 가장 큰 문제가 되는 것이 뭘까? 바로 '음식'이다. 과거에는 음식을 충분히 먹지 못해서 문제가 되었지만, 오늘날에 와서는 너무 많이 먹어서 문제가 된다. 그런데 많이 먹는 것보다 더 심각한 것은 바로 '제대로' 먹지 못해서 생기는 문제들이다. 실제로 필자를 찾아오는 사람들의 80~90% 이상이 병원에 가도 뚜렷한 원인이 없고, 좋다는 걸 다 먹어봤는데도 차도가 없다며 고통을 호소한다. 이들과 깊이 상담을 해보면 대부분 자신에게 잘 맞지 않는 음식을 먹고 있거나 잘못된 식이를 하고 있는 경우가 대부분이었다. 특히 인터넷이나 미디어를 통해 '어디에 좋다더라' 하고 소개되는 음식들을 너나 할 것 없이 섭취하지만, 그것이 나에게 '잘 맞는' 음식이라는 보장은 결코 할 수 없다. 다른 사람에겐 약으로 작용하는 음식이 나에겐 독이 될 수 있기 때문이다. 왜 그런 걸까.

바로 사람마다 음식에 대한 소화력이 다르기 때문이다. 소화효소의 결핍, 염증, 질병 유무, 유전적인 요인 등에 의해 같은 음식도 소화할 수 있는 능력이 다르다는 뜻이다. 소화력이 좋지 못한 사람들은 어떤 특정 음식을 먹었을 때 소화불량 증상이 더욱 악화되는 경험을 하게 된다. 이렇게 자신에게 맞지 않는 음식을 계속해서 먹게 될 경우 과민성장증후군과 같은 위장질환이 생기게 되는 것이다. 음식을 먹은 후 메스꺼움, 복통, 속쓰림, 가스, 경련 또는 식사 직후에 또는 식사 후에 몇 시간까지 시작하는 꼬르륵거림(고창)을 경험했다면, 내 몸이 그 음식을 소화하지 못하고 있다는 의미와도 같다.

이렇게 특정 음식에 대해 민감한 반응을 보이면서 소화를 시키지 못하고 다양한 증상을 유발하는 것을 '음식불내증'이라고 한다. 즉, 음식불내증이란 음식의 특정 성분을 소화시키기 위한 소화효소가 결핍되어 음식을 제대로 소화하지 못한 결과로 발생하는 증상을 말한다. 예를 들어, '유당불내증'은 우유, 치즈 등의 유제품에 포함된 유당을 소화할 수 있는 소화효소가 결핍되어 발생하는 경우다. 그리고 과민성장증후군의 경우, 탄수화물을 소화시킬 수 있는 소화효소가 결핍된 경우에 주로 나타난다. 아래 그림을 한번 보자.

그림에서 보는 것처럼 과민성장증후군의 주요 증상인 장운동 변화, 복통과 복부불편감, 가스와 팽만감을 만들어내는 것은 과당, 유당, 올리고당, 폴리올 등의 특정 음식이다. 유당은 우유, 유제품, 치즈, 요거트, 버터 등에 함유되어 있는데, 장에 물을 유입하게 만들어

가스, 복부팽만감을 만드는 요인들

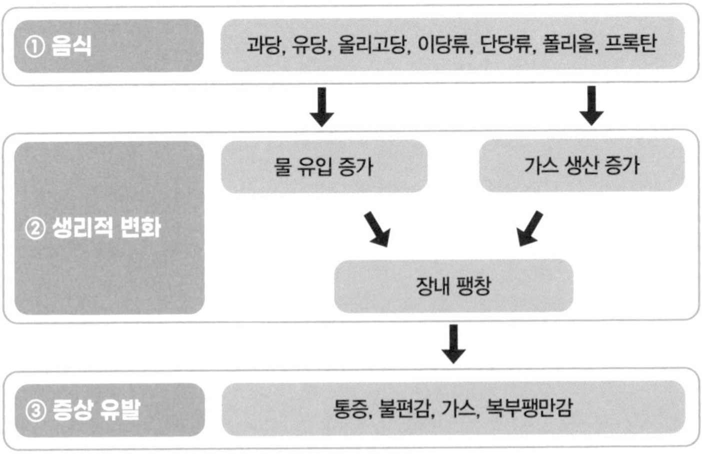

| ① 음식 | 과당, 유당, 올리고당, 이당류, 단당류, 폴리올, 프록탄 |

| ② 생리적 변화 | 물 유입 증가 | 가스 생산 증가 |
| | 장내 팽창 | |

| ③ 증상 유발 | 통증, 불편감, 가스, 복부팽만감 |

배가 꾸르륵거리며 물소리가 나는 증세(고창)를 유발한다. 과당 역시 고창을 유발하는데, 야채, 과일, 시럽, 꿀, 감미료, 가공음식, 음료수 등이 포함된다. 프록탄과 갈락탄은 야채, 과일, 곡류 등에 함유되어 있는데 장내세균에 의해 발효되면서 발생되는 가스가 장을 팽창시키면서 팽만감, 복통 등 불편한 증상을 유발한다. 또 감미료, 사과, 복숭아 등의 씨 있는 과일에 들어 있는 폴리올 등도 장운동의 변화를 일으키는데, 이 음식은 모두 포드맵식이에 해당한다. 그렇다면 과민성장증후군을 만드는 주요 음식인 '포드맵식이'란 무엇일까?

포드맵(FODMAP)은 Fermentable, Oligo-, Di-, Mono-saccharides and Polyols의 첫 글자를 딴 약자로, 장내에서 발효되기 쉬운 올리고당(oligosaccharides), 이당류(disaccharides), 단당류(monosaccharides), 그리고 폴리올(polyol)을 뜻하는 약자이다.

올리고당류는 설탕 단맛의 20~40% 정도를 내지만, 실제로 소장의 소화효소에 의해서 분해되지 않으므로 인체에서 거의 흡수되지 않아 다이어트 식품으로도 자주 이용된다. 발효 올리고당엔 갈락탄·프록탄이 포함된다. 갈락탄이 함유된 음식은 콩류이고 프록탄이 함유된 음식은 생양파, 생마늘, 양배추 등이다.

이당류는 유당이 있는 우유, 요거트, 아이스크림, 커스터드 크림, 치즈 등에 흔히 존재한다.

단당류는 배, 사과, 포도, 수박, 서양배, 감, 코코아, 인스턴트커피, 양파, 마늘가루, 꿀에 많이 존재한다.

폴리올은 주로 식품감미료에 많이 들어 있고 단맛을 낸다. 자두, 살구, 복숭아 같은 씨 있는 과일류, 버섯, 아보카도, 탄산음료와 과일 주스, 사탕, 껌, 합성 감미료 등에 포함되어 있다.

엄밀히 따지면 포드맵식이는 좋은 음식들에 해당한다. 그러나 이는 건강한 사람에게 해당되는 말이다. 만약 과민성장증후군을 앓고 있다면 위 음식들은 독이 될 수 있다.

그렇다면 포드맵식이는 과민성장증후군에 어떤 영향을 미칠까? 앞의 그림을 다시 한번 보자. 1번에 해당하는 음식을 섭취한 후 2번으로 내려오면 1번 음식으로 인해 몸에서는 여러 생리적 변화가 일어난다. 먼저, 포드맵식이 섭취를 과하게 하게 되면 장내세균들이 이를 먹고 대사산물을 만들어내는데, 이때 가스가 과다 생성되게 되어 장 내부가 산성화가 된다. 그러면 몸 안의 수분이 장으로 쏟아져나와 장운동을 촉진시키면서 설사가 발생한다. 배에서 꾸르륵꾸르륵 소리가 많이 나거나 가스가 자주 생기는 경우 이러한 식이를 중단해야 한다.

정상인에게 포드맵식이는 좋은 영향을 줄 수 있다. 하지만 만약 유당불내증, 과당불내증 등의 음식불내증을 갖고 있어 소화와 흡수가 안 된다면 문제가 될 수 있다. 몸은 소화를 못 해도 세균은 이 음식들을 좋아하기 때문에 세균이 이들을 먹고 과다증식할 경우 문제가 되는 것이다. 앞에서도 말했지만 세균은 과당을 유독 좋아한다. 술을 안 마시는데도 지방간이 있는 사람은 모두 과당에 의한 것이라 볼 수 있다. 필자를 찾아오는 통풍 환자 중 과당이 원인인 경우도 많다.

또한 앞에서 말했듯 포드맵식이는 대장에 살고 있는 장내세균에게는 매우 좋은 먹잇감이다. 포드맵식이의 섭취가 증가할수록 장내세균의 대사 역시 활발해져서 장 내에 발효작용이 증가한다. 이때 발효가 된다는 것은 수소, 메탄 등의 가스가 발생한다는 뜻으로 복통, 복부팽만감, 더부룩증의 원인이 된다. 이렇게 포드맵식이로 인해 가스가 차고 몸 안의 수분이 장으로 유입되면 그림의 3번에서처럼 장운동의 변화가 생겨 과민성장증후군의 증상인 복부팽만감, 더부룩함, 가스가 차는 증상이 발생하게 되는 것이다.

위에서 살펴본 것처럼 과민성장증후군의 증상을 유발하는 데 심각한 영향을 미치는 것이 바로 '포드맵식이'이다. 과민성장증후군의 치료는 단기간에 잘 되지도 않고 완치도 힘들어 실제로 많은 사람들이 자포자기하는 심정으로 찾아온다. 치료에 있어서 가장 중요한 것은 어떤 음식이 나에게 어떤 작용을 일으키는지에 대해 정확히 아는 것이다. 병의 치료에 있어 식이 조절만큼 중요한 것은 없다. 특히 '저포드맵식이'는 과민성장증후군 환자에게는 필수적이라 할 수 있다 (저포드맵 관련해서는 이 책의 198~199페이지 참조).

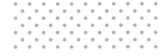

───── 음식민감성이란 쉽게 말하면 특정 음식(음식 내 성분)에 대한 인체의 거부 반응이다. 우리는 앞에서 음식불내증이 무엇인지 알게 되었다. 특정 음식에 대한 소화효소가 없어 소화를 시키지 못하는 현상을 음식불내증이라고 했다. 이 음식불내증으로 덜 소화된 음식 조각이 생기고, 이는 장 염증을 통해 장누수를 만들어낸다. 그러면 벌어진 장벽 틈 사이로 음식 조각들이 몸으로 들어와 독소로 작용하면서 염증 반응을 일으키는 것이 바로 음식민감성이다.

보통 45~75%의 사람에게서 특정 음식에 대한 민감성이 있다는 보고가 있을 정도로 매우 빈번하게 나타난다. 과민성장증후군이 있는 사람들은 적어도 한 가지 이상의 음식민감성을 가지고 있는데, 밀, 유제품, 곡물, 설탕, 효모, 옥수수, 감귤류, 그리고 달걀과 인공감미료, 착색제, 향료, 안정제, 방부제 등 수많은 첨가제 등이 음식민감성을 유발한다고 한다. 음식민감성은 크게 음식알레르기와 음식불내증으로 구분된다. 다음 표를 한번 보자.

음식 알레르기	음식불내증
성인 2%, 어린이 6~8%	인구의 46% 추정
음식 섭취 후 2시간 이내 발생	음식 섭취 후 3일 이내로 서서히 발생
피부, 호흡기, 위장 등 발생 장기가 제한적	팽만감, 관절통, 만성피로, 과민성장증후군, 기분 변화, 우울증, 두통, 편두통, 습진, 여드름, 체중 증가 등 인체의 모든 장기에 발생 가능
땅콩, 견과류, 달걀, 우유, 생선(갑각류) 등	밀, 글루텐, 우유, 과일, 야채 등
1~2개 음식 중 작은 양으로도 발생	많은 음식과 누적 섭취량으로 영향
항체 IgE가 작용	항체 IgG, IgA 등 작용(Non-IgE)
증상은 주로 급성으로 발생	증상은 주로 만성으로 발생

알레르기와 음식불내증은 작용하는 항체와 증상 면에서 다소 차이가 있다.

먼저, 몸 안으로 들어온 음식을 침입자로 판단하여 면역시스템이 관여하는 음식알레르기이다. 때문에 음식알레르기는 해당 음식을 조금만 섭취해도 즉시 영향을 받는다. 그 반응 또한 2시간 이내로 나타나는데 주로 두드러기, 발진, 피부 가려움, 호흡이나 음식을 삼키기 어렵거나 가슴 통증, 부종, 혈압 저하 등 우리가 눈으로 보거나 자각할 수 있는 것들로 증상이 발생하는 장기가 제한적이다.

주로 땅콩, 견과류, 달걀, 우유, 생선(갑각류) 등이 흔하게 알레르기를 유발하는 음식이다. 음식알레르기에는 IgE 항체가 작용한다. IgE 항체는 피부 바로 밑, 코와 입의 안쪽 점막 바로 밑(비강과 구강), 기관지 점막 바로 밑, 장의 벽 바로 안쪽에서 대기하고 있다가, 유해물질을 만나면 히스타민 반응을 일으킨다. 즉, IgE는 우리 몸의 항체 중 하나로 비만세포와 함께 붙어 작용하는데, IgE에 특정한 항원이 결합하게 되면, IgE와 결합하고 있는 비만세포가 히스타민을 방출하게 된다. 히스타민은 혈관을 수축시키고, 몸의 평활근을 수축시킴과 동시에 분비선의 기능을 증가시키기 때문에 콧물이 나오고 재채기가 나오는 등의 반응을 보이게 되는 것이다.

　다음으로 음식불내증은 특정 음식에 대한 소화효소가 결핍되어 분해 능력이 저하된 경우이거나 흡수 능력이 저하된 경우를 말한다. 유전적이거나 염증으로 인해 소화효소 분비에 문제가 생기는 경우인데 후자인 경우가 일반적이다. 음식, 음식 안의 성분, 음식첨가제, 영양소에 대한 개인의 거부 반응으로 IgE 이외의 항체(IgG, IgA 등)에 의해 발생되는 면역반응인 것이다. 급성 증상으로 나타나는 알레르기와는 달리 음식불내증은 지연반응을 일으키기에 쉽게 파악할 수가 없어 큰 문제를 야기한다.

　글루텐, 렉틴, 우유 등이 주로 음식불내증을 유발하는 음식인데 그중 가장 대표적인 예는 글루텐이다. 글루텐에 있는 단백질이 독소로 작용해 면역반응을 일으키면서 각종 질환을 유발한다. 글루텐 민감성이 가장 심각하게 영향을 미치는 곳은 뇌, 피부, 장으로, 글루텐을 과다 섭취할 경우 이 부위들에 심각한 증상이나 질환이 나타날 수 있다. 또 제1형 당뇨, 갑상선질환, 관절염과 관절통 등도 글루텐 민감성으로 인해 발생할 수 있다.

글루텐과 렉틴은 소화를 어렵게 하고 우리를 아프게 만든다. 글루텐은 소화하기 어려울 뿐만 아니라 소장의 융모에서 분비되는 최종 소화효소 분비를 방해한다. 특히, 글루텐 내 성분인 글리아딘은 락타아제(유당 소화), 수크라아제(설탕 소화) 등의 효소의 활성을 억제해서 분해되지 못하고 소장으로 내려가서 가스, 팽만감 등의 불편한 증상들을 야기시킨다. 이렇게 해서 음식불내증이 만들어진다. 렉틴의 경우 콩에 많이 함유되어 있는데, 콩은 12시간 이상 물에 담그거나, 싹을 틔우거나, 발효시켜 먹는 것이 좋다. 가장 좋은 방법은 고압으로 삶거나 쪄서 섭취하는 것이다.

그다음으로 음식불내증을 유발하는 음식은 우유다. 우유와 같은 유제품의 경우, 섭취했을 때 불내증을 일으키는 경우가 30% 이상이라고 한다. 이 유당불내증은 유제품을 섭취했을 때 설사와 구토 등의 증상을 보이는데 유당불내증은 선천적으로 가지고 있기도 하고 후천적으로 가지게 되기도 한다. 따라서 유당불내증이 있는 경우에는 유제품을 섭취하지 않는 것이 가장 간단한 치료법이다. 만약 불내증이 있는데도 지속적으로 유제품을 먹게 된다면 장에 염증이 일어나게 된다.

음식불내증의 경우 주로 팽만감, 관절통, 만성피로, 습진, 여드름, 체중 증가, 가스, 경련, 속쓰림, 투통(편두통). 분노나 불안 같은 정서적인 부분과 기분 변화, 다크서클, 피로감 등의 증상이 나타나며 알레르기와 공통적으로 나타나는 증상으로는 메스꺼움과 설사 및 구토가 있다.

우리 몸은 기본적으로 음식에 민감하며, 그 음식이 무엇인지는 각각의 사람마다 검사를 해보지 않고는 알 수 없다. 특히 음식불내증의 경우 약 72시간 정도의 시간을 가져야만 증상이 나타나기에 누가 어떤 음식에 민감증이 있는지 검사를 해보지 않고서는 알 수가 없다. 그래서 음식에 대한 항체 검사가 중요하다. IgG 검사는 음식민감성에 대한 검사이고, IgE 검사는 즉각적으로 반응하는 급성 알레르기에 관련된 검사다. IgG 검사를 하면 내가 어떤 음식에 민감성을 가지고 있는지 알 수 있다.

진료를 하다 보면 대부분의 과민성장증후군을 앓는 사람들이 1가지 이상의 음식민감성을 갖고 있는 것을 보게 된다. 이들의 경우 적게는 1~2개에서 많게는 10여 개 이상의 음식에 대해 음식민감성이 있다. 음식민감성이 많으면 많을수록 그 사람의 몸은 만성화되었을 확률이 높으므로, 치료 역시 그만큼 어려워진다. 심지어 사람마다 음식민감성이 다 다르므로 검사를 통해 파악한 내용을 바탕으로 음식을 하나씩 제거해나가는, 즉 개인에 따른 맞춤치료가 반드시 필요하다.

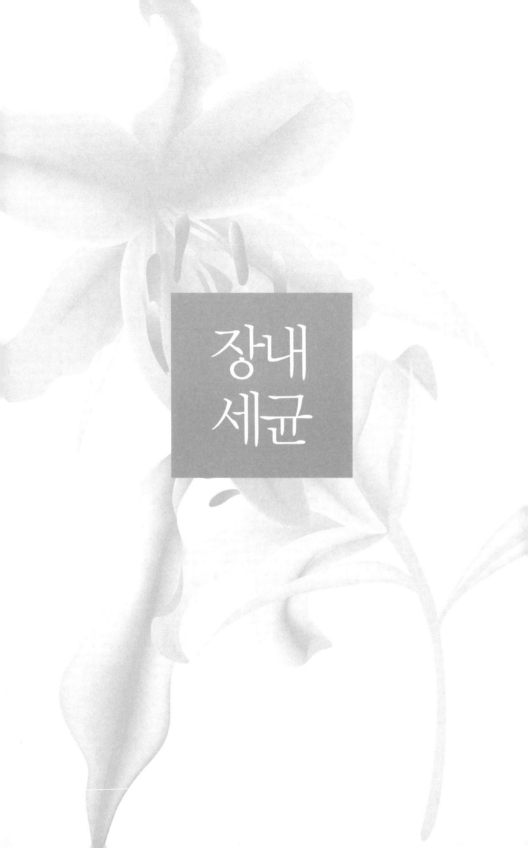

장내
세균

Know, Heal and Care

Chapter 6.

장을
살려야 하는 이유

　우리는 역류성식도염, 담적, 과민성장증후군으로 대표되는 현대인의 기능성위장질환에 대해 살펴보았다. 더불어 이번 장에서는 위장질환뿐 아니라 전신질환, 특히 면역시스템에 있어 중요한 역할을 담당하는 '장내세균'에 대해 별도로 짚어보고 넘어가려고 한다. 그전에 먼저 '장'의 역할과 중요성에 대해서 살펴볼 것이다.

　모든 질병은 장에서 시작된다. 건강을 지키려면 '장이 건강한가?'를 먼저 점검해보아야 한다. 하지만 잦은 회식, 바쁜 일상에 둘러싸인 현대인들은 알코올 섭취와 야식, 간단하게 먹을 수 있는 가공식품, 무분별한 약물 남용에 노출되어 있다. 게다가 급성 혹은 만성 스트레스와 수면장애로 우리의 장은 끊임없이 고통받고 있다. 이 모든 요소들이 우리의 몸을 망가뜨리고 있지만 그 심각성을 자각하기는 힘들다. 무지함과 무관심 속에서 우리 몸의 근간이 되는 장은 만신창이가 되고 있다.

장은 인체를 침범하는 외부 물질이 가장 많은 곳이며 우리 몸의 면역세포 중 70%가 집결되어 있다. 장은 온몸의 세포 및 조직들과 네트워크를 이루며 끝없이 소통한다. 따라서 장 환경이 나쁘면 모든 병이 시작되며, 장 건강만 제대로 지켜도 건강한 삶을 누릴 수 있다. 이것이 우리가 장에 대해 공부해야 하는 이유이다. 그렇다면 장은 어떤 일을 할까?

장은 우리 몸에서 어떤 일을 하는가 ──

1) 장은 음식물을 소화, 영양흡수, 독소 및 노폐물을 배출한다

우리가 음식을 먹은 후 섭취한 음식물을 잘게 쪼개어 온몸으로 내보내는 곳이 장이다. 장은 음식물을 소화시키고, 영양분을 흡수하여 에너지를 제공하며, 배변활동을 통해 노폐물을 배출시키는 중요한 활동을 한다. 위에서 위산을 통해 1차로 음식물을 분해하고 장으로 보내면 장은 담즙, 췌장효소들을 동원해 단백질, 탄수화물, 지방 등을 또 한 번 완벽하게 소화한다. 위, 간, 소장, 췌장에서 각각 위산, 담즙, 소화효소가 잘 분비되고 위, 장의 운동이 원활하게 진행되어야 소화가 정상적으로 이루어질 수 있다. 또 인체에서 소화할 수 없

우리 몸의 소화과정

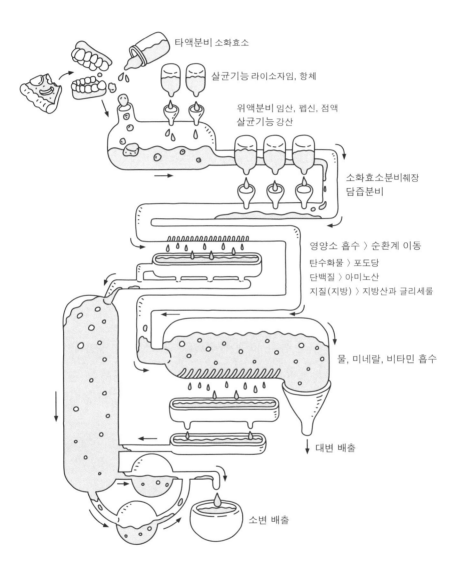

타액분비 소화효소

살균기능 라이소자임, 항체

위액분비 염산, 펩신, 점액
살균기능 강산

소화효소분비췌장
담즙분비

영양소 흡수 〉순환계 이동

탄수화물 〉포도당
단백질 〉아미노산
지질(지방) 〉지방산과 글리세롤

물, 미네랄, 비타민 흡수

대변 배출

소변 배출

는 음식물의 경우, 장내세균이 대사산물로 소화효소를 만들어주어야 소화할 수 있다. 즉 장내세균이 균형을 이루고 장내세균의 종이 많을수록 더 많은 음식물을 소화할 수 있다.

이렇게 몸속에 들어온 음식들은 몸이 필요로 하는 작은 단위로 쪼개어져 필요한 영양분은 몸 안으로 흡수되고 나머지는 몸 밖으로 배출된다. 그런데 소화 과정에서 하나라도 문제가 발생해 장에 염증이 생기면 소화뿐 아니라 영양분 흡수, 노폐물 배출 등 모든 것이 무너지며 변비, 복통, 가스, 팽만감, 메스꺼움, 과민성장증후군 등 여러 가지 불편한 증상들이 나타난다.

2) 장은 우리 몸의 면역을 70% 좌우한다

장은 각종 질병에 대항하는 면역기능을 수행하며, 장내 유익한 균은 외부에서 침입한 유해균을 억제시켜 우리의 건강과 생명을 책임지고 있다. 장은 우리 몸과 외부 환경과의 경계선이자 방어막 역할을 한다. 장은 인체에 유해한 세균, 바이러스, 기생충, 곰팡이, 환경독소 등이 외부로부터 인체에 침입하는 것을 막는 1차 방어막 작용을 한다. 그 방어기능들 중 하나가 면역시스템이다.

사람의 면역력은 장에서 좌우된다. 장에 면역세포의 70%가 포진해 있기 때문이다. 이 면역세포들을 조절하는 것은 장이다. 더 정확히 말하면, 장에서 사람과 같이 공생하면서 살고 있는 장내세균이 장세포와 소통하면서 면역세포들을 조절한다. 장내세균들이 만들어내는 물질들에 의해 자가면역을 유발하는 면역세포가 활성화되기도 하고 알레르기를 유발하는 면역세포가 활성화되기도 하며 때로는 전신성 만성염증이 유발되기도 한다. 반면에 어떤 장내세균은 과잉으로 활성화된 면역세포들을 잠재우는 역할을 하여 면역 균형을 이루기도 한다.

3) 장은 우리 몸의 대사를 조절한다

장에서 공생하는 장내세균에 의해 만들어진 대사산물들은 장세포들로 하여금 호르몬을 분비하게 한다. 이 호르몬은 뇌의 식욕조절부터 인체의 대사까지도 관여함으로써 혈당조절을 통해 당뇨를 예방한다. 하지만 반대로 지방대사를 통해 고지혈, 동맥경화, 비만을 만드는 원인이 되기도 한다. 장에서 발생한 염증과 독소가 전신 염증으로 확대되면 인슐린 저항성을 시작으로 비만, 알레르기, 자가면역질환, 대사증후군 등 다양한 염증성 질환들이 전신에 나타날 수 있다. 염증과 독소가 뇌로 가면 우울증, 불면증, 두통, 자폐증, 발달장애, 알츠하이머 치매, 파킨슨병 등을 유발하고, 갑상선으로 가면 신진대사가 엉망이 되어 비만과 저체온증 등을 유발한다. 이렇듯 장은 인체 모든 부분에 영향을 줄 수 있기 때문에 인체 건강을 좌우하는 핵심적인 장기라고 볼 수 있다.

4) 장은 우리의 감정을 조절한다

'장 감정'이라는 말이 있다. 장에도 감정이 있어서 기분조절, 행동조절, 식욕조절 등 우리가 표출하는 감정에 직접적으로 관여한다는 뜻이다. 장에는 뇌 신경 다음으로 많은, 약 1억 개의 신경계가 분포하고 있는데 이 신경계가 뇌 신경계와 소통하면서 기분, 감정, 식욕까지 조절하기 때문에 장을 제2의 뇌라고도 한다. 자율신경과 장 신경계는 서로 연결되어 있기 때문에 두뇌로부터 장으로의 신호, 그리고 장으로부터 두뇌로의 신호가 원활하지 못하면 장을 포함하여 전신에서 질병이 발생할 수 있다. 그러므로 만약 우울감을 느낀다면 그건 두뇌의 문제만이 아니라 장의 우울한 감정이 뇌로 전이되어 우울감을 느낀다는 의미이기도 하다. 뇌에 질환이 생겼다면 장에도 문제가 생겼을 가능성이 크다는 얘기다. 건강한 장은 건강한 뇌를 만들고 건강한 뇌는 건강한 장을 만든다. 장이 손상되면 장에서 발생한 독소와 염증이 뇌로 들어가 뇌세포를 손상시켜 신경전달물질 생산과 전달에 문제를 야기하게 된다. 그러면 우울증, 불안, 불면증부터 알츠하이머 치매, 파킨슨 등 다양한 뇌질환이 발생하게 된다. 이처럼 뇌질환은 장의 손상, 염증 문제가 핵심이며 장 문제로부터 야기되는 경우가 대부분을 차지한다. 따라서 뇌질환을 치료하기 위해서는 반드시 장 치료가 선행되어야 한다.

Chapter 7.

장내세균, 제대로 알면
우리 몸의 건강을 지킬 수 있다

　잠시 생태계에 대해 생각해보자. 보통 한 생태 내에 생물의 종이 다양할수록, 그리고 먹이사슬이 복잡할수록 유연하고 건강한 생태계라고 판단한다. 또한, 한 종의 수가 압도적으로 많지 않고 생태계를 구성하는 각 종들의 비율이 비슷비슷해야 외부의 위협에도 쉽게 무너지지 않는다. 우리의 장은 마치 작은 생태계와 같아서, 세균의 종이 다양하고 일부 세균이 장 환경을 독점하지 않아야 건강하게 유지될 수 있다. 장내세균 종수는 12종 이상이면 금상첨화이며, 장내세균 건강표준 비율은 유익균 25%, 중간균(기회균) 60%, 유해균 15%이다. 건강을 지켜주는 유익균과 인체에 나쁜 영향을 주는 유해균의 균형은 건강의 척도가 된다. 유익균과 유해균은 매일 몸속에서 치열한 싸움을 벌인다. 어느 쪽이 이기는가에 따라 우리 장이 튼튼할 수도, 자주 탈이 날 수도 있다. 그리고 이는 곧 우리가 먹는 음식, 환경 변화, 스트레스, 음주, 항생제 등과 같은 약물 남용 등의 영향을 받는다.

그렇다면 장내세균은 도대체 장에 어떤 영향을 미칠까? 앞에서 이야기했듯 장의 세균들, 세균들의 대사산물은 장세포와 상호작용하면서 면역시스템과 대화할 수도 있고 인체 대사를 조절할 수도 있다. 이제부터 장내세균의 정확한 개념과 하는 일을 알아보고, 장내세균이 우리의 건강에 있어 얼마나 중요한 역할을 담당하는지 구체적으로 살펴보기로 하자.

장내세균은 어떤 일을 할까? ─

장내세균의 가장 큰 역할 중 하나는 1만 종 이상의 소화효소를 만들어 우리의 소화를 도와준다는 것이다. 여기에 대해서는 뒤에서 조금 더 구체적으로 설명할 것이다. 장내세균들은 인체가 소화할 수 없는 음식들과 식이섬유를 발효시켜 몸에 유익한 에너지원이며 대사를 조절하는 데 필수적인 단쇄포화지방산을 생산한다. 또한 단쇄포화지방산 외에도 인체에 없는 소화효소를 생산하여 소화에 도움을 주어 불편한 증상을 해소하고, 독소들조차도 인체에 무해한 물질로 바꾸는 해독작용을 하며, 글루텐 소화를 돕는다. 곡류를 많이 먹는 한국인의 경우 곡류에 있는 피티산으로 인해 미네랄의 흡수가 어려운데, 이 단쇄포화지방산이 미네랄의 흡수를 도와준다. 이외에도 장내세균은 우리 몸의 면역조절 기능을 담당하며, 인체에 유해한 물질을 무해한 물질로 바꾸는 해독 역할을 한다. 앞에서 말했던 것처럼 신경전달물질을 생산하여 우리의 감정 조절에 영향을 미치며 비타민 B군, 비타민K 등을 생성한다. 미네랄 흡수를 도와주고 식욕을 조절하며 인슐린민감성을 높여 혈당을 조절해준다. 장내세균이 균형을 이룰수록 비만에 걸릴 확률이 낮아진다. 장내세균은 유해균을 억제하고 스트레스를 조절하며, 장 장벽을 형성하는 세포를 결합하는 중요한 단백질을 조절하여 장 장벽의 타이트결합을 조절한다. 이를 통해 장누수를 방지할 수 있다. 장내세균의 구성이 정상화되면 장벽 보호기능이 강화되어 장벽이 튼튼해지기 때문이다.

뿐만 아니라 뇌와 피부, 폐, 생식기를 포함한 인체의 모든 장벽들을 조절한다. 장벽이 손상되었다면 인체의 다른 장벽들도 손상될 가능성이 커지며 이것이 질병으로 표출된다. 만약 장내세균이 불균형을 이루면 면역조절 세포인 [T reg 세포]의 생산이 부족해지면서 자가면역, 알레르기 등의 전신질환의 위험성이 높아진다. 필요한 장내세균이 결핍되면 음식을 먹었을 때 가스, 팽만, 알레르기, 자가면역 등이 발생할 수 있다.

장내세균불균형이란? ──

장내세균은 인체 건강에 있어 '블랙박스'와 같다. 장내세균이 어떤 대사를 하는가에 따라 우리가 먹은 음식은 약이 될 수도 있고 독이 될 수도 있기 때문이다. 약이 되는 대사를 하기 위해서는 장내세균의 균형이 잘 갖추어져야 한다.

필자가 '기능성위장질환'을 다루면서 장내세균을 따로 언급하는 이유는 이것이 곧 위장질환뿐 아니라 만성 전신질환과 밀접한 관련이 있기 때문이다. 여러 만성질환에서 장내세균과의 연관성이 발견되었을 정도로 장내세균불균형은 전신에서 만성질환을 만든다. 장내세균이 '장누수'를 유발하여 위장질환을 비롯한 만성질환들을 유발하기 때문이다. 그렇다면 장내세균불균형의 개념과 원인을 정확히 살펴보고 건강을 위해 장내세균의 균형을 위해 해야 할 일들에 대해 알아보기로 하자.

장내세균의 불균형은 다음과 같이 크게 4가지로 설명이 가능하다.

❶ 장내세균이 너무 많거나 적을 때
❷ 장내세균들의 다양성에 문제가 생겼을 때
❸ 장내세균들의 유익균과 유해균 및 기회균의 균형에 문제가 생겼을 때
❹ 장내세균들이 잘못된 장소에서 성장했을 때

이렇게 장내세균불균형이 발생하면 소화가 어려워져 역류성식도염, 담적, 과민성장증후군 등의 위장질환이 생길 수 있으며 장벽이 손상되면 장누수까지 발생할 수 있다. 장내세균불균형으로 면역시스템 조절에 문제가 발생하면 알레르기 및 자가면역질환과 염증질환이 발생하며, 신경이나 호르몬 기능에 이상이 생길 시에는 뇌기능의 손상으로 다양한 뇌질환이 나타날 수 있다. 이뿐만 아니라 에너지나 대사 기능에 이상이 생길 경우, 비만과 대사증후군이 유발되고, 만성피로나 섬유근육통과 같은 원인 모를 다양한 질환들이 나타난다. 장내세균불균형은 인체 전반의 질병 발생에 직간접적으로 영양을 미치기 때문에 몸이 불편하다면 반드시 체크해보아야 한다.

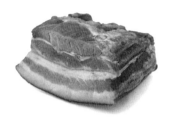

장내세균불균형일 때
육류 섭취가 무서운 이유 ——

가족끼리 외식을 할 때도, 회사에서 회식을 할 때도 가장 환영 받는 메뉴는 바로 "고기"다. 과거에는 구경도 하기 힘들었던 고기반찬이 손쉽게 올라오는 시대가 되었다. 그런데 이런 빨간 육류들이 우리를 아프게 한다면 어떨까?

실제로 빨간 육류를 섭취할 때는 우리의 장내세균이 어떻게 형성되어 있는가가 매우 중요해진다. 육류에 있는 황 함유 아미노산은 독소를 해독하는 작용을 하기 때문에 황 함유 아미노산이 부족하면 해독기능이 떨어진다. 그런데 우리가 소화기능이 떨어져 있다면 단백질 분해가 잘 안 되기 때문에, 소장에서 흡수되어야 할 황 함유 아미노산이 대장으로까지 내려가게 된다. 만약 우리 대장에 있는 장내세균 중 황 함유 아미노산을 분해하는 세균이 부족하고 이를 독소인 황화수소로 만들어내는 세균이 증가된 상황이라면 문제가 발생한다. 이 황화수소가 발암물질을 만들어 대장암에 취약해지고, 이 황화수소가 몸 안으로 들어와 신경독소로 작용할 경우 뇌에 영향을 주어 뇌질환뿐만 아니라 전신에서 질병을 만들어내게 된다.

따라서 육류를 섭취할 때는 나의 소화 상태가 정상인지, 장내세균이 균형 잡혀 있는지, 내 몸 상태부터 먼저 체크하는 게 중요하다.

장내세균불균형의 원인은 무엇일까? ──

무엇이 장내세균불균형을 만드나?

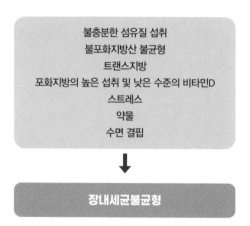

불충분한 섬유질 섭취
불포화지방산 불균형
트랜스지방
포화지방의 높은 섭취 및 낮은 수준의 비타민D
스트레스
약물
수면 결핍

장내세균불균형

장내세균불균형은 왜 일어나는 걸까?

먼저, 포화지방이나 트랜스지방 등의 고지방식이와 식이섬유 섭취가 부족할 때 장내세균의 불균형이 생긴다. 또 설탕, 가공식품, 식품첨가물도 장내세균불균형의 원인이 된다. 제초제, 살충제가 장내세균불균형에 영향을 미치기 때문에 유기농이 아닌 가공, 정제 식품과 식용유 등의 식물성오일 과다 섭취도 장내세균불균형의 원인이 될 수 있다. 염소와 불소가 많은 수돗물, 알코올도 원인에 해당된다. 위산분비저하로 소화가 잘되지 않거나 비타민D가 부족할 때, 수면이 부족할 때, 스트레스를 심하게 받을 때, 또 약물을 장기간 복용할수록 장벽 방어기능을 약화시키면서 장내세균의 균형이 무너진다.

이렇게 장내세균불균형이 일어났을 때 나타날 수 있는 가장 흔한 증상 중 하나가 바로 소장내세균과다증식(SIBO)이다. **간단히 정리하면 소장내세균과다증식(SIBO)이란 '소장에서 세균이 과증식된 상태'를 뜻한다.** 소장내세균과다증식(SIBO)이 일어나면 과민성대장증후군이 원인으로 작용할 수 있으며 장누수를 통해 심각한 전신질환으로 이어질 수 있다. 또 장내세균불균형이 일어나면 장내세균에 의해 대사되는 산물들이 독으로 작용하여 인체 곳곳에서 염증은 증가하고, 인슐린저항성과 당뇨2형, 비알콜성 지방간, 고혈압 및 고지혈, 비만이 발생할 수 있다. 그리고 불안, 우울, 불면, 자폐증, 공황장애, 파킨슨, 치매 등의 뇌질환과 알레르기, 자가면역, 암 등의 면역질환이 발생하게 되는 것이다. 호르몬에도 역시나 불균형이 일어나게 되어 여성의 경우 자궁내막, 생리통, 자궁근종 등의 여성질환이 발생하고, 남성의 경우 전립선, 탈모, 남성 불임 등이 발생할 수 있다. 이 외에도 각종 다양한 질병들이 발생할 수 있다.

장내세균불균형이 만드는 파킨슨병 ——

국민건강보험공단의 자료에 의하면 2010년 6만 1,556명이었던 파킨슨 환자의 수가 2017년에는 10만 716명으로 증가했다. 파킨슨병 환자의 90%는 60대 이상 고령층인데, 최근 파킨슨병의 발병 원인이 소화와 관련이 있다는 증거가 점차 늘어나고 있다. 파킨슨병은 중뇌에 위치한 흑질이라는 뇌 부위에서 운동에 필요한 신경전달물질인 도파민을 분비하는 뇌세포가 서서히 죽어가는 질환이다. 따라서 그동안 이 질병에 대한 연구는 도파민을 생성하는 뇌세포의 손실에 집중되어왔다.

최근 일부 과학자들은 파킨슨병 환자에게 비정상적인 모양으로 관찰되는 알파–시누클레인에 대해 초점을 맞추고 있다. 파킨슨병 환자의 위장 신경계에서 유독 이 물질이 많이 발현되기 때문이다. 특히 장내세균불균형 등의 원인에 의해 장에 염증이 발생하는 경우 장 신경계에 이 물질이 많아지면서 장뇌축 연결고리인 미주신경을 따라 뇌로 올라가 흑질에 영향을 주면서 발병한다는 가설이 나오고 있다. 즉 장에 염증이 지속되고 만성화될수록 파킨슨병이 나타날 가능성은 커진다는 뜻이다. 파킨슨병 유발 이전에 변비가 만성화되었다는 것이 반증하는 것이라 볼 수 있다. 변비는 장의 염증이기 때문이다.

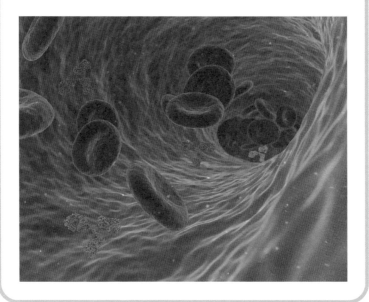

장내세균불균형은 기능성위장질환에
어떤 영향을 미칠까? ──

우리 몸의 장내세균들은 음식의 소화를 돕고 장벽을 구성하는 세포들의 건강을 증진시키는 화학 물질을 생산하며, 면역시스템을 조절하고 뇌 건강에도 영향을 준다. 건강한 장내세균들은 이러한 기능들을 수행하기 위해 1년 365일 연중무휴로 작동한다. 이 모든 장내세균의 기능은 특히 소화와 관련이 있다. 위와 장에서 나오는 소화효소들로는 분해할 수 없는 수천 가지 음식들(설탕, 녹말, 식이섬유 등)의 성분을 분해하고 중요한 영양소를 만들어내며, 이들을 몸으로 흡수하는 걸 도우면서 신진대사에 영향을 미친다.

조금 더 구체적으로 설명하면, 인체에서 분비되는 소화효소는 수십 종에 불과하지만 장내세균에 의해서 만들어지는 소화효소는 1만 종이 넘는다. 장내세균에서 이렇게 많은 효소가 만들어지는 덕분에 사람은 쉽게 소화할 수 없는 음식들을 장내세균의 도움을 받아 소화하는 것이다. 식이섬유를 섭취하면 장내세균도 균형 잡히게 된다. 만약 식이섬유가 없다면 다당류 소화를 전문으로 하는 세균이 제거된다고 볼 수 있다. 따라서 만약 소화하는 데 불편한 증상이 있다면 그건 특정 장내세균이 결핍되어 있다는 뜻이 된다. 특정 음식을 소화해내지 못하는 음식불내증이나 어떤 음식을 먹었을 때 몸에 반응이 바로 나타나는 알레르기는 장내에 효소 역할을 하는 장내세균이 없다는 것을 의미한다. 예를 들어 유당불내증의 경우, 유당을 분해하는 장내세균이 부족해서 발생하며, 이로 인해 가스, 팽만감, 고창 등의 불편함이 유발된다. 또 유해균이 장을 점령하게 되면 설사가 발생하며 장내세균불균형으로 인해 장이 염증 상태가 되면 세로토닌이 저하되어 변비가 발생할 수 있다.

우리가 앞에서 알아본 대표적인 기능성위장질환 3가지(역류성식도염, 담적, 과민성장증후군)와 장누수증후군은 장내세균으로부터 악영향을 받는다. 그러면 장내세균불균형이 어떻게 기능성위장질환을 만드는지 살펴보자.

1) 장내세균불균형이 역류성식도염을 만든다

장내세균불균형이 역류성식도염을 만드는 방법에는 다음 2가지가 있다.

첫째, 소장내세균과다증식(SIBO)으로 인한 것이다.

우리는 앞에서 소장내세균이 과증식된 상태인 소장내세균과다증식(SIBO)이 되면 장 내에 가스가 만들어진다는 것을 알게 되었다. 가스로 인해 소장 내 압력이 높아지면 위 내 압력이 높아져 하부식도괄약근이 열리면서 역류성식도염이 발생한다.

둘째, 장 염증에 대한 스트레스 반응으로 인한 것이다.

장내세균불균형으로 인해 장에 염증이 생기면 인체에 스트레스 반응이 유발되어 위산분비가 저하된다. 이는 역류성식도염으로 이어질 수 있다.

2) 장내세균불균형이 담적을 만든다

역류성식도염을 일으키는 기전과 마찬가지로 장내세균불균형으로 인해 장에 염증이 생길 경우, 위장에서는 스트레스 반응이 일어난다. 이 스트레스 반응은 크게 2가지를 통해 담적을 일으킨다.

첫째, 스트레스 반응으로 인해 위장운동이 저하된다.

스트레스가 자율신경계를 조절해 교감신경을 활성화시킴으로써 위와 소장의 운동이 억제되어 담적이 발생할 수 있다.

둘째, 스트레스 반응으로 인해 위산분비가 저하된다.

이렇게 위산분비가 저하되면 위의 살균 기능이 저하된다. 또한 위산이 저하되면 담즙분비도 저하된다. 담즙은 장운동을 조절하는 역할을 하기 때문에 담즙이 부족할 경우 장운동이 저하되어 담적이 발생한다.

3) 장내세균불균형이 과민성장증후군을 만든다

소장에 과다 증식된 세균으로 인해 염증이 발생하면 장운동을 바꿔 설사나 변비를 유발하고 장을 민감하게 만들어 복통이 나타난다. 또 과다 증식된 세균으로 인해 장 내에서 발효, 부패가 일어나면서 가스가 과다 발생하는데 이것이 복부의 팽만감을 만들어 불편감과 함께 구취도 유발한다. 이는 과민성장증후군의 전형적인 증상으로 만약 장내세균불균형으로 인해 면역불균형이 일어나면 이보다 심각한 버전의 질환인 크론병, 궤양성 대장염으로까지 갈 수 있다.

4) 장내세균불균형이 장누수를 만든다

소장세포들에 구멍이 나거나 세포들 간에 틈이 벌어져 소화가 안 된 음식물 찌꺼기와 독소, 유해 세균, 바이러스가 몸 안으로 들어와 각종 장기 손상 및 염증을 유발하여 전신에 질병을 일으키는 것을 장누수라고 한다. 그런데 장내세균의 불균형은 장누수를 유발하는 원인 중 하나로 작용한다.

장내세균불균형이 있다는 것은 유해균이 많다는 뜻이다. 이 유해균들이 장벽을 손상시켜 염증을 일으키고 타이트결합을 붕괴시키면서 장누수가 발생한다. 장누수가 일어나면 우리 몸의 영양 공급처였던 장이 갑자기 독소 공급처로 돌변하여 전신에 다양한 질환들의 도미노가 시작된다.

장내세균불균형의 주요 증상 ──

- 배탈
- 구역질
- 변비
- 설사
- 팽만감
- 가스
- 구취
- 여성 생식기 또는 항문 가려움증
- 배뇨 곤란
- 피로
- 수면장애 또는 불면증
- 집중력 저하
- 브레인포그
- 기억력 감퇴
- 우울증/불안
- 피부발진 또는 발적
- 가슴 통증
- 체중 증가
- 식욕 변화
- 인슐린 저항성
- 두통/편두통
- 근육통/관절통
- 만성통증
- 면역체계 불량

장내세균불균형으로 나타나는 주요 질병 ──

- 간질
- 중독
- 조현병
- 갑상선질환
- 심혈관질환
- 신장질환
- 간질환
- 피부문제
- 위장장애
- 음식불내증
- 암
- 루푸스
- 통풍
- 생식기장애
- 만성피로증후군
- 우울증/불안
- 퇴행성신경질환
- 조울증
- 자폐증
- 자가면역질환
- 골다공증
- 천식
- 알레르기
- 류마티스관절염
- 섬유근육통
- 두통/편두통

장내세균이 우리를 어떻게 아프게 할까? ──

장내세균은 우리 몸과 어떻게 소통하는가?

| 장내세균 | 세균 대사산물 |

면역질환	뇌질환	대사질환
알레르기/자가면역질환 감염성질환 크론병/궤양성대장염 류마티스관절염 다발성경화증, 건선 갑상선질환 등	우울증, 불안증 불면증, 두통 알츠하이머, 치매 공황장애, 자폐증, ADHD 등	고혈압, 동맥경화 당뇨, 고지혈 심혈관질환 (협심증, 뇌졸중, 뇌경색) 관여

장에 존재하는 세균들과 대사산물들은 인체와 3가지 방법으로 소통한다. 장에 어떤 세균들이 존재하느냐에 따라 그 세균들에 의한 대사산물이 달라진다. 이 대사산물은 크게 우리 몸의 면역시스템, 장 신경계, 장 호르몬에 영향을 주어 각종 전신질환을 만들어낸다.

첫째, 이 대사산물이 면역시스템을 어떻게 활성화시키느냐에 따라서 우리 몸에는 다양한 질환이 일어나는데 알레르기, 자가면역질환(크론병, 궤양성대장염), 감염성 질환, 염증성 질환 등이 발생할 수 있다. 특히 최근 산업화 및 서구화에 따른 식이와 생활환경의 변화와 함께 과민성 또는 염증성 면역질환의 발병률이 크게 증가하면서 심각한 사회 문제로 대두되고 있다. 염증성(자가면역)/과민성(알레르기) 면역질환은 다른 여러 만성 질병의 주요 원인과 같이 면역시스템(면역관용과 면역반응)의 균형이 파괴되어 나타나는 진행성 면역반응이다.

면역시스템을 성숙, 발달시키는 키를 잡고 있는 것이 바로 장내세균이다. 식후에 손발이 붓는 증상이나 아침에 근육이 뻣뻣한 증상, 혹은 특정 음식을 먹고 나면 머리가 맑지 못하고 무거우며, 두통이 있고 생각을 집중하지 못하는 증상이나 전신의 피로감이 있을 수있다. 이 증상은 특정 음식 성분이 몸에서 만성염증 반응을 유발하는 것으로, 어떤 음식에 반응하는지 알기 어려운 것이 치료를 더 어렵게 만든다. 이럴 때는 자체적으로 음식 섭취 후 몸이 어떤 반응을 보이는지 여부를 통해 제거 식이를 하거나 음식민감성 검사를 통해 나에게 민감한 음식을 아는 것이 매우 중요하다. 장내세균이 균형인 상태라면 같은 음식을 먹어도 지방을 태우는 몸을 만들고, 지방축적을 막고, 염증을 줄이며, 가스 생산과 인슐린민감성을 향상시킨다. 그러나 장내세균이 불균형 상태라면 지방을 저장하고, 인슐린 저항성을 유발하며 가스 생산과 염증유발 물질을 유발하게 된다.

둘째, 장 신경계가 미주신경(중추신경계 중 하나)을 통해서 뇌에 영향을 줄 경우 우울증, 불안증, 불면증, 두통 등이 발생할 수 있다. 또 식욕조절, 기분조절, 행동조절 등에도 영향을 준다.

셋째, 대사산물이 장 호르몬에 영향을 주게 되면 식욕조절, 인슐린민감성 조절, 체중조절, 염증 조절에 영향을 주며 당뇨, 고지혈, 심혈관질환 등 비만과 대사질환에 관여하게 된다.

　장내세균 대사산물이 인체에 영향을 미쳐 만들어내는 전신질환은 이 외에도 많이 있다. 하지만 이번 장에서는 면역질환, 뇌질환, 대사질환과 관련된 질환과 그 원인에 대해 집중적으로 이야기해보려고 한다.

면역반응이란?

인체는 외부에서 침입해온 나쁜 이물질인 항원(抗原)에 대항하기 위해 이를 제거하는 물질인 항체(抗體)를 만들어 항원과 항체가 반응하게 만든다. 이것이 바로 면역반응이다. 형성된 항체는 그 기억력이 대단해서, 똑같은 항원이 우리 몸에 침입할 때면 언제든 그 항원을 제거하기 위한 면역반응이 일어나 늘 인체를 건강하게 유지한다.

일반적으로 면역반응은 외부에서 우리 몸으로 들어오는 모든 물질에 대해 나타난다. 특히 살아있는 생명체인 세균들일 경우 더욱 그렇다. 세균이야말로 질병의 발생과 가장 직간접적으로 관련되어 있기 때문이다. 따라서 이 세균에 대한 면역반응이 인체에는 매우 중요하다. 즉, 정상적인 면역시스템이란 지속적으로 내 몸으로 인식하는 '자기'와 침입자로 인식하는 '비자기'(바이러스, 기생충, 진균, 덜 분해된 음식 조각, 장내세균처럼 질병을 야기하는 것들)를 잘 구별하는 것이 기본이다.

세균이나 바이러스 등이 우리 몸에 들어오면 이들을 제거하기 위해 면역에 관련된 세포들이 움직인다. 침입한 세균이나 바이러스가 있는 곳으로 모이게 되는 것이다. 그리고 이 침입자들을 죽이는 과정에서 염증 반응이라는 현상이 나타난다. 염증 반응의 결과로 침입자들을 제거하기도 하지만 종종 이웃한 세포나 조직에 손상을 끼칠 때도 있다. 실제로 많은 감염증들이 염증성 질환으로 나타나 간염이나 폐렴, 기관지염, 비염, 치주염, 질염, 관절염, 방광염 등의 각종 염증성 질환을 유도하기도 한다. 이러한 반응은 외부에서 들어온 물질에 대해 민감하게 반응하여 나타나는 면역반응 중 하나로 볼 수 있다. 그러므로 가장 이상적인 면역시스템은 세균이나 바이러스, 기생충, 곰팡이와 같은 외부 침입자들을 제대로 인식해야 한다. 그렇게 제대로 판별하여 신속하게 제거한 후 다시 생길지 모르는 공격을 대비하여 잘 기억하는 것이 내 몸인 자기를 공격하지 않게 잘 훈련되었을 때가 가장 이상적인 면역시스템인 것이다.

대사질환 : 장내세균불균형이 당뇨, 고혈압, 고지혈, 비만을 유발한다 ——

　필자의 병원에 찾아오는 사람 중에는, 평생 약을 먹어야 하는 줄 알고 약을 달고 살아왔지만 잘 치료가 되지 않는, '4고'라고 불리는 병을 앓고 있는 사람들이 있다. '4고'란 바로 고혈압, 고혈당(당뇨), 고지혈증, 고도비만이다. 이 병에 걸린 사람들은 보통 약을 먹고 수치만 조절하면서 버텨왔지만 결국 근본 치료는 하지 못하고 위험성만 키워온 경우가 대부분이다. 상담을 해보면 이 사람들은 하루만 약을 끊어도 증상이 바로 나타나기 때문에 두려워하거나, 약을 끊으면 바로 위험한 상황에 빠질 수 있다는 불안감에 약을 끊지 못하고 평생 먹게 된다. 이들은 약 외에 치료법이 없다고 생각하고 자포자기한 상태가 대부분이다. 그러나 필자는 이러한 병들도 근본적으로 접근하여 치료한다면 시간이 걸리더라도 치료가 가능하다고 본다. 보통 이 질환들의 치료에 있어서 많이 간과하는 것이 바로 '장'이며, 특히 '장내세균'과의 연관성이다. 그러므로 장내세균, 장벽, 면역세포의 상호작용이 잘 이루어지는지에 대한 점검을 하지 않는다면 치료에 어려움을 겪을 수 있다.

　위에서 말한 4고를 포함하여 심혈관질환(동맥경화, 협심증, 뇌졸중, 뇌경색), 비만 등을 '대사증후군'이라고 하는데, 이 질환을 가진 사람들은 대부분 인슐린 저항성, 전신 염증 상태에 있다고 볼 수 있다. '대사증후군'은 한국인의 1인 가구 3명 중 1명이 앓고 있다고 할 정도로 우리나라뿐 아니라 전 세계적으로 급증하는 질환이다. 이러한 대사증후군은 나쁜 식습관, 나쁜 생활습관, 나이, 영양의 정도, 스트레스, 약물 복용, 질병 존재 여부에 따라 발생하게 되는데, 특히 장내세균은 4고를 포함한 대사증후군에 있어 매우 중요한 영향을 미친다.

장내세균불균형은 대사증후군에 어떤 영향을 미칠까?

대사증후군이 생기는 원인에는 여러 가지가 있겠지만, 이번 장에서 필자는 장내세균과의 연관성을 가지고 설명하려고 한다. 대사증후군에 걸렸다는 것은 우리 몸이 인슐린 저항성, 전신 염증 상태에 있다는 것을 의미하는데, 이는 장내세균불균형이 원인이 되어 발생할 수 있다.

예를 들어, 고혈압의 경우를 한번 보자. 장내세균불균형으로 인해 장벽이 손상되면 장에 염증이 발생하고, 장 염증은 전신 염증으로 이어진다. 전신 염증이 혈관 염증으로 이어지면서 혈액순환에 문제가 생기게 되면 세포에 영양, 산소 공급이 원활하지 않게 된다. 그러면 심장은 세포에 영양, 산소 공급을 위해 압력을 높이게 되면서 고혈압이 발생하게 된다.

고지혈은 고콜레스테롤, 고중성지방 상태를 의미한다. 고콜레스테롤은 특히 혈관에 염증이 많은 상태를 의미한다. 또 고중성지방은 식이 문제로 시작되긴 하지만, 결과적으로는 혈관에 염증이 많은 상태라고 볼 수 있다. 고지혈 역시 고혈압처럼 장내세균불균형으로 인해 전신이 염증 상태가 되면 콜레스테롤이 높은 상태가 되어 발생한다. 콜레스테롤이 하는 역할 중 염증으로 인해 손상된 혈관을 보수하는 역할이 있는데, 전신에 염증이 있으면 이를 보수하기 위해 콜레스테롤 수치가 높아지는 것이다. 장내세균이 콜레스테롤 배출과 장, 간 순환을 조절하기에 장내세균불균형이 있으면 고콜레스테롤이 발생할 수 있다. 만약 장내세균이 균형 상태라면 콜레스테롤은 대변을 통해 몸 밖으로 배출되지만, 불균형 상태라면 대변으로 배출되기보다 몸 안으로 재흡수되어 고콜레스테롤 상태가 될 수밖에 없다.

당뇨나 비만의 경우 고지방식이, 저식이섬유 섭취를 하게 되면 장내세균불균형이 생기고, 세균독소(LPS, 세균 껍데기 조각)가 다량으로 만들어진다. 이로 인해 전신에 염증이 발생해 인슐린 저항성이 높아짐으로써 비만, 당뇨가 발생한다. 비만의 경우, 소장에 존재하면서 탄수화물과 지방을 좋아하는 비만균인 퍼미큐테스가 많아져서 발생한다. 즉, 장내세균불균형으로 비만균 퍼미큐테스가 많아지면 단쇄포화지방산이 많이 생성되고, 단쇄포화지방산이 많아지면 칼로리를 추가적으로 공급하여 단쇄포화지방산이 중성지방으로 전환되어 비만으로 이어진다.

장내세균불균형이 유발하는 대사증후군 증상 ──

- 식욕 유발
- 복부 비만
- 혈압 상승
- 중성 지질 증가
- HDL 감소
- 인슐린 저항성(2형 당뇨병)

단쇄포화지방산이 어떻게 대사, 비만을 조절할까?

단쇄지방산은 누가 만드나?

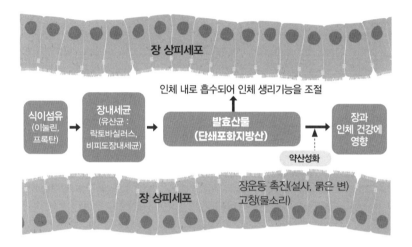

우리 몸의 대사, 비만을 조절하는 것이 단쇄포화지방산인데, 단쇄 포화지방산은 유익균이 식이섬유를 먹은 후 생산하는 대사산물이다. 단쇄포화지방산은 염증을 완화시키고, 췌장에서 인슐린 분비를 촉진해 인슐린민감성을 향상시켜 혈당 조절능력을 정상화시킨다. 또 장벽을 튼튼하게 복구시켜 세균독소(LPS)의 유입을 막아준다. 장 내세균불균형으로 인해 대사증후군이 발생한 경우, 장내세균의 균 형을 맞춰 단쇄포화지방산을 정상화하면 치료에 도움이 된다. 만약 고식이섬유를 섭취할 경우 비피더스 증가, 박테리오데테스 증가, 우 미균(차세대 유익균)이 증가되며 단쇄포화지방산 생산 도움으로 비 만, 대사증후군 유발이 억제된다.

유산균만 먹으면 장내세균불균형을 잡을 수 있을까? ——

1892년 도더린(Doderlein)은 락토바실리(Lactobacilli)가 여성의 질 건강을 위하여 중요한 역할을 하는 것으로 최초로 보고했고, 메치니코프(Metchnikoff)는 발효제품을 최고의 건강 식품으로 제안해왔다. 최근에는 장 건강을 위해 '유산균'의 섭취가 필수적인 것이 되었다. 하지만 유산균만 먹는 것으로 장내세균불균형을 잡을 수 있을까? 결과부터 이야기해보자면 유산균만 먹는 것은 효과가 없을 수 있다. 소장내세균과다증식(SIBO) 혹은 칸디다균 과증식이 된 상황에서는 유산균을 먹는 것이 의미가 없기 때문이다. 이는 이미 유해균들이 장벽에 달라붙어 진을 치고 바이오 필름이라는 이름의 보호막을 완성한 상태이기에 그렇다. 따라서 이런 경우에는 바이오 필름을 먼저 제거하고, 어느 정도 유해균을 죽인 뒤에 유산균과 식이섬유를 공급해주어야 한다.

무엇보다 장내세균 구성을 하는 데 있어 가장 크게 영향을 주는 것은 음식이다. 음식은 장에 존재하는 장내세균 종의 변화에 약 60% 정도의 책임을 진다. 그래서 올바른 식이를 하면 유익균의 성장에 도움이 되고 유해균의 성장은 억제된다. 그러나 부족한 식이섬유 섭취나 오메가6 과다 섭취, 혹은 포화지방의 과다나 낮은 비타민D 섭취는 장 유익균에서 기회균, 유해균으로 만드는 장내세균 구성 변화를 초래하게 된다. 그러므로 건강한 장내세균의 균형을 맞추고 싶다면 다음의 몇 가지를 숙지하여 지키는 것이 좋다.

1 식이섬유를 하루에 25g씩 섭취한다.
2 장을 자극하는 음식들은 피한다. (곡물, 유제품, 콩류, 가지류)
3 오메가3를 섭취한다.
4 포화지방과 트랜스지방을 줄이고 설탕과 가공식품은 피한다.
5 비타민 D를 충분히 보충한다.
6 알코올은 적당히, 유화제(계면활성제)는 피한다.

장의 장내세균의 다양성을 늘리는 식이 방법에는 2가지가 있다. 하나는 야채와 너무 달지 않은 과일, 그리고 오염되지 않은 해산물 섭취를 늘리고 트랜스지방과 포화지방을 줄이는 것이다. 다른 하나는 생활습관이다. 수면결핍이나 만성스트레스, 좌식생활, 과도한 운동 등은 장내세균 다양성에 부정적으로 작용하여 유익균의 수와 다양성을 줄인다. 그러므로 활동적인 삶과 적절한 수면 취하기, 스트레스 관리를 해준다면 건강하고 다양한 장내세균 환경을 만드는 데 큰 도움이 될 수 있다.

탈모의 원인이 장내세균불균형?

우리 몸의 장내세균이 어떻게 대사를 하는가에 따라 그 대사산물이 우리 몸에 독이 될 수도 있고 약이 될 수도 있다. 그것이 독으로 작용하는 경우 중 하나가 바로 '탈모' 를 만드는 것이다. 유전이 아닌데도 탈모가 자주 일어나고 잘 낫지 않는다면 장내세 균의 균형이 잘 잡혀 있는지를 살펴볼 필요가 있다.

탄수화물, 단백질, 지방의 에너지 대사와 탈모, 피부 건강에 좋은 비오틴(B7)은 장내 세균(박테로이데스)의 대사에 의해 만들어진다. 비오틴을 만들어내는 장내세균이 결 핍될 경우 탈모가 생길 수 있다.

면역질환 : 장내세균불균형이 알레르기, 자가면역질환을 유발한다

장은 우리 몸과 외부 환경과의 경계선 역할을 한다. 즉 장은 주변 환경과 인체를 구분 짓는 경계선으로 이 경계선이 무너지면 인체는 질병에 바로 노출되는 상태가 되고 만다. 우리가 먹는 음식은 어떤 음식이든 장에 자극을 줄 수 있고 음식과 함께 들어온 독소들과 세균, 곰팡이 등으로부터 장은 늘 염증과의 전쟁을 하고 있다. 다행히 몸은 장벽을 튼튼하게 보호하기 위해 강력한 방어기능을 가지고 있지만, 이 방어기능이 무너지면 인체는 걷잡을 수 없는 질병의 대혼란 속에 빠지게 된다. 그 방어기능 중 하나가 면역시스템이다.

면역이란 우리 몸에 침입한 이물질의 공격에 저항해 우리 스스로가 갖는 자연 치유능력을 말한다. 이는 단순한 방어 개념을 넘어 우리 몸에 침투하는 바이러스나 세균을 능동적으로 공격하며 나아가 암세포까지 파괴시키는 놀라운 능력을 의미한다. 그렇다면 우리 몸에 각종 질병과 관련된 면역세포가 많으면 많을수록 좋은 걸까? 그렇지 않다. 우리 몸은 과잉을 싫어한다. 면역뿐만 아니라 대사나 영양에서도 '과유불급過猶不及'이라는 말처럼 과잉보다는 균형이 언제든 좋은 법이다. 예를 들어, 상당한 고통을 동반하는 류마티스나 아토피성 피부염, 비염, 천식, 갑상선질환, 다발성경화증 등은 면역의 과잉 현상에서 오는 대표적인 질환이다. 면역 과잉 현상이란 인체에 무해한 항원에 대해 면역세포가 과민하게 반응하는 것을 말한다.

이렇게 질병으로부터 자신을 보호하는 기능을 강화하기 위해서는 먼저 면역불균형을 잡아야 한다. 그러기 위해서는 과잉된 세포는 자제시키고 지나치게 억제된 세포는 활성화시키는 작업이 필요하다. 인체는 조화로운 균형에 의해서 더욱 강해진다. 이 면역 균형의 중심에 장내세균이 있다.

사람의 면역력은 장에서 좌우된다고 말한다. 장에 면역세포의 70%가 포진해 있기 때문이다. 이 면역세포들을 조절하는 것은 장에 있는 장내세균이다. 더 정확히 말하면 장에서 사람과 같이 공생하면서 살고 있는 장내세균이 장세포와 소통하면서 면역세포들을 조절하는 것이다. 장내세균에서 만들어지는 물질들에 의해 자가면역을 유발하는 면역세포가 활성화되기도 하고 알레르기를 유발하는 면역세포가 활성화되기도 하고 때론 전신성 만성염증이 유발되기도 한다. 반면 어떤 장내세균은 과잉으로 활성화된 면역세포들을 잠재우는 역할을 하여 면역균형을 만들기도 한다. 가장 이상적인 면역시스템은 자기 몸은 공격하지 않으면서 세균, 바이러스, 기생충, 곰팡이 등 모든 외부 침입자들을 제대로 인식하고 신속하게 제거한 후 나중에 있을 공격에 대비하여 잘 기억하는 것이다. 이 역할을 장내세균이 한다.

장내세균이 알레르기, 자가면역질환을 조절한다

장내세균은 면역세포의 성장, 발달을 조절한다. 장내세균이 어떻게 형성되었는가에 따라 면역을 활성화시키는 면역세포(Th1, B세포(Th2), Th17 세포)를 불러내기도 하고, 면역관용을 하는 면역세포(Treg)를 불러내기도 하면서 면역시스템이 균형을 이룰 수 있도록 조절한다. 그런데 장내세균불균형이 되면 알레르기를 유발하는 면역세포(Th2)를 불러내 아토피, 비염, 천식 등을 유발하기도 하고, 자가면역을 유발하는 면역세포(Th17)를 불러내 류마티스, 크론병, 궤양성대장염이 유발하기도 한다.

자가면역질환은 면역세포가 내 몸을 공격하면서 발생하는 질환으로, 우리 몸의 어느 부위에서 일어나느냐에 따라 병명이 달라진다. 자가면역질환에는 갑상선질환, 안구건조, 건선, 한포진, 류마티스관절염, 크론병, 궤양성대장염, 다발성경화증, 섬유근육통 등이 해당한다. 알레르기는 음식, 영양소, 음식첨가제, 먼지 등 인체에 해를 끼치지 않는 물질들을 모두 침입자로 간주해, 인체 곳곳에서 과잉 면역반응이 일어나면서 나타나는 질환이다. 그 위치가 코라면 비염, 피부라면 아토피, 호흡기라면 천식이 발생한다.

이렇게 자가면역, 알레르기질환이 있다면 단쇄포화지방산을 만들어내기 위한 장내세균 환경을 조성하는 게 중요하다. 단쇄포화지방산은 장벽을 튼튼하게 만들고 면역시스템의 균형을 조절한다. 단쇄포화지방산은 장벽을 보호하는 점액을 만들고, 유해균들이 성장하지 못하도록 유해균을 억제하는 물질(항펩티드)을 만들어내기도 한다. 단쇄포화지방산이 충분히 형성되고, 과잉으로 활성화된 면역세포들을 억제하는 [T reg 세포]가 활성화되면 자가면역, 알레르기, 크론병, 궤양성대장염 나아가 대장암에 대한 치료에 효과를 발휘할 수있다. 육류를 피하고 설탕, 과당 등을 피하고 식이섬유를 섭취해야하는 이유가 바로 여기에 있다. 치료를 위해서는 최소 25~30g의 식이섬유를 섭취해야 한다.

[T reg 세포]란? ——

우리 몸의 면역시스템이 균형을 이루는 데 깊이 관여하는 것이 바로 [T reg 세포]다. 장내세균이 알레르기를 유발하는 면역세포(Th2)를 불러내기도 하고, 자가면역을 유발하는 면역세포(Th17)를 불러내기도 하는데, 이 균형을 조절하는 것이 [T reg 세포]다. [T reg 세포]가 결핍될 경우 자가면역질환, 알레르기가 발생하기 때문에 이 질환들을 치료하기 위해서는 [T reg 세포]의 생성을 정상화시키는 데 집중해야 한다. 이때 [T reg 세포]를 활성화시키는 것이 바로 장내세균(유익균)의 대사산물인 단쇄포화지방산이다. 따라서 우리 몸이 면역불균형 상태에 있다는 것은 장내세균불균형 상태에 있다는 것을 의미한다.

식이섬유가 부족하면 장내세균의 불균형이 유발되어 단쇄포화지방산의 생산도 저하되는 것이다. 이럴 경우 [T reg 세포]의 결핍이 나타나 면역 과잉을 억제하지 못해 자가면역이나 알레르기질환을 유발하게 된다. 즉 장내세균불균형이 [T reg 세포] 결핍을 유발시켜 면역불균형이 발생하는 것이다. 따라서 면역 균형을 잘 유지하려면 장내세균의 균형을 회복하는 것이 중요하다.

뇌질환 : 장내세균불균형이 불면증, 우울증, 이명, 두통, 치매 등을 유발한다 ——

공황장애, 우울증, 불면증 등의 뇌질환은 매우 익숙한 현대인의 질병이 되었다. 이러한 현대인의 질병에 제대로 접근하기 위해서는 질병이 발생하는 근원적인 부분을 잘 짚어보아야 한다. 특히 뇌질환의 경우 장내세균과 밀접한 인관이 있다는 사실을 반드시 짚고 넘어가야 한다. 인간의 장과 뇌는 서로 연계되어 있다. 따라서 뇌는 장내세균의 영향을 받는다. 장벽 손상은 곧 뇌의 방어막인 혈뇌장벽 손상을 의미하며, 그 결과로 독소와 세균독소(LPS) 등 염증유발물질이 뇌로 옮겨가 뇌에서 염증을 유발시켜 다양한 뇌질환을 촉발시킨다.

이제부터 장내세균이 어떻게 뇌질환을 유발하는지 살펴보자.

장내세균이 어떻게 뇌질환을 유발할까?

최근 고령화로 인해 파킨슨, 알츠하이머 치매 환자가 급증했다. 이러한 뇌질환들은 주로 어느 정도 진행이 된 상태에서 발견되는 경우가 대부분이어서, 완치도 힘들뿐더러 치료 과정도 매우 더딘 편이다. 또한 이런 뇌질환들은 대부분 뇌의 문제로만 놓고 치료에 들어가는 경우가 많아서 치료에 어려움을 겪기도 한다. 그러나 필자는 파킨슨, 알츠하이머 치매를 비롯해 불면증, 불안증, 공황장애, 우울증, 자폐증, ADHD(과잉행동장애) 등의 뇌질환이 장내세균불균형과 직접적인 관련성이 있다고 본다.

40대가 넘어가면 자연스럽게 위산이 저하된다. 앞에서도 이야기했지만, 위산이 저하되면 다양한 위장 문제들이 발생하게 되는데, 이 것이 뇌질환으로까지 연결되는 것이 현실이다. 실제로 다양한 뇌질 환을 앓는 사람들에게 공통된 전조 증상이 있었는데, 바로 '만성 변비'였다. 변비는 보통 위산저하, 장내세균불균형으로 인해 생긴 장 염증 때문에 발생한다. 물론 뇌질환을 만드는 원인에는 장내세균불 균형 외에도 여러 가지가 있다. 하지만 이 필자는 뇌질환의 효과적 인 치료를 위해서는 장내세균불균형이 장의 염증을 만들어 뇌질환 을 일으키는 과정에 대해 반드시 짚어야 한다고 보기 때문에 이 책 에서는 그 부분을 중심적으로 다뤄보려고 한다.

보통 장내세균이 장에 염증을 만들게 되면 우리 몸에는 주로 다음 과 같은 7가지 변화를 통해 뇌질환이 발생한다. 따라서 현재 뇌질환 이 있는 사람은 이 7가지 상태 중 몇 가지에 놓여 있다고 볼 수 있다.

1. 뇌에 염증이 있다.
2. 혈류장애로 인해 뇌가 저산소 상태에 있다.
3. 뇌에 산화 스트레스가 증가된 상태다.
4. 뇌세포의 미토콘드리아 장애가 있다.
5. 면역불균형 상태에 있다.
6. 영양 결핍이 있다.
7. 독소(LPS, 중금속, 당화 등)가 과다 축적된 상태다.

먼저, 장내세균불균형으로 인해 장 염증이 생기고, 이로 인해 뇌질환이 발생하는 경로는 크게 2가지로 나뉜다. 첫째, 혈류를 통해 뇌질환이 발생하는 경우, 둘째, 신경계를 통해 뇌질환이 발생하는 경우다.

① 혈류를 통해 뇌질환이 발생하는 경우

대표적인 예가 바로 세균독소(LPS)로 인한 경우다. 장내세균이 불균형을 이루고 있다는 것은 곧 장에 세균독소(LPS)가 과다한 상태임을 의미한다. 그런데 장내세균불균형으로 인해 장에 염증이 생겨 장벽이 손상되게 되면, 장누수가 발생하게 된다. 그러면 혈류를 통해 세균독소(LPS)가 우리 몸 안으로 들어오게 되고, 이것이 혈뇌장벽을 손상시키면 이는 뇌누수로 이어진다. 그러면 세균독소(LPS)가 뇌 안으로 들어가 뇌 안의 면역세포들이 세균독소(LPS)를 제거하기 위해 염증 반응을 일으키게 된다.

이러한 현상이 급성으로 끝나지 않고 만성으로 갈 경우 뇌세포 내의 미토콘드리아 손상이 발생하고, 뇌기능이 저하되면서 뇌에 산화 스트레스가 증가한다. 그러면 시간이 지나면서 손상된 뇌세포가 사멸하여 뇌질환이 일어난다. 요즘 현대인들에게 빈번하게 발생하는 뇌질환은 두통, 편두통, 이명, 불안, 초조, 불면증, 우울증, 불안증, 공황장애 등인데 이 역시 장의 염증으로 인해 발생하는 질환들이라고 볼 수 있다. 따라서 장 염증을 치료해 뇌 염증을 잡아야만 뇌질환을 효과적으로 치료할 수 있다.

영양 결핍으로 인해 뇌질환이 오는 경우도 있다. 우리 뇌가 정상으로 작동하기 위해서는 다양한 신경전달물질이 필요하다. 이 물질들을 만들기 위해서는 특정 영양소가 필요한데, 만약 장 염증으로 장벽이 손상되면 영양소가 제대로 흡수되지 않아 이 물질들을 만드는 데 문제가 생긴다. 예를 들어, 신경전달물질이자 호르몬인 멜라토닌이 없으면 수면장애가 발생한다. 트립토판에서 멜라토닌을 만들기 위해서는 마그네슘, 철, 아연, 비타민C, 비타민B6, SAMe 등의 영양소가 필요한데, 장 염증으로 인해 영양소가 결핍되면 수면장애가 생길 수 있다.

② 신경계를 통해 뇌질환이 발생하는 경우

'트립토판'은 단백질을 구성하는 많은 아미노산 중 하나다. 트립토판은 우리 몸에서 분해되어 세로토닌과 멜라토닌을 생성하는 중요한 역할을 한다. 트립토판이 대사될 때는 세로토닌 경로로 갈 수도 있고, 키뉴레닌 경로로 갈 수도 있다. 만약 스트레스가 많거나 장

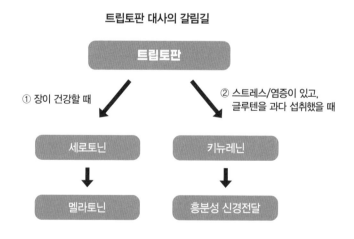

트립토판 대사의 갈림길

트립토판

① 장이 건강할 때   ② 스트레스/염증이 있고, 글루텐을 과다 섭취했을 때

세로토닌   키뉴레닌

멜라토닌   흥분성 신경전달

에 염증이 있거나 글루텐을 많이 먹으면 키뉴레닌으로 가는 경로를 타게 된다. 그러면 트립토판은 세로토닌과 멜라토닌을 만드는 대신 흥분성 신경전달물질인 '키뉴레닌'을 만들어내게 된다. 이때 우리 몸에서는 다양한 문제가 발생한다. 키뉴레닌이 과다할 경우 알츠하이머, 파킨슨 등의 심각한 뇌질환을 초래할 수 있고, 멜라토닌이 부족할 경우 불면증이 생긴다. 최근 심각한 문제로 대두된 조현병 역시 키뉴레닌 신경전달물질 농도가 과다로 인해 발생하는 뇌질환이라는 연구결과가 있다.

이런 경우들은 보통 신경전달물질의 불균형에 의해 뇌질환이 발생되는 경우인데, 이 외에도 알파시뉴클레인이라는 신경전달물질이 과잉되면 파킨슨병이 발생할 수 있다.

지금까지 우리는 장내세균불균형이 어떻게 뇌질환에 영향을 미치는지 살펴보았다. 앞에서 이야기한 것처럼 우리의 뇌와 장내세균은 매우 직접적인 관련성이 있기 때문에 뇌질환을 치료할 때 위장을 보지 않고는 근원적인 치료를 할 수 없다. 이 책의 제목처럼 우리 병을 치료하기 위해서는 우리 병에 대해 제대로 알아야 한다. 따라서 뇌질환을 치료하기 위해서는 뇌의 문제뿐 아니라 위장에 대해서도 잘 알아야 한다. 대부분 뇌질환이 생겼을 때 위장 문제를 간과한 채 치료에 들어가기 때문에 치료에 어려움을 겪는다. 최근 들어 현대인들에게 더욱 심각한 문제로 떠오르는 뇌질환을 근원적으로 치료하기 위해서는 반드시 장내세균의 균형을 통해 장 염증을 잡아야 한다.

동시에 소화기능을 정상화시키면서 뇌 염증을 잡는 병행치료에 들어가야만 완치를 기대할 수 있을 것이다.

위장질환 : 윗물이 맑아야 아랫물이 맑다 ——

위장은 강에 비유할 수 있다. 즉 위는 상류, 장은 하류라고 볼 수 있기에 위와 장은 따로 떼어놓고 볼 수 없다. 강은 상류가 맑아야 하류가 맑다. 강이 깨끗하게 유지되기 위해서는 상류에서부터 쓰레기가 덜 생겨야 하지만, 만약 쓰레기들이 발생하더라도 하류에서 잘 정화시킨다면 맑은 강을 유지할 수 있다. 몸으로 본다면 강의 상류인 위에서 위산과 소화효소를 잘 분비해야 하고 하류인 장에서는 장내세균이 쓰레기들을 잘 분리수거해야 한다.

위장이 강이라면 우리 몸은 바다와 같다. 오염된 강물이 바다로 가면 바다가 오염되듯이 위장에서 정화되지 않은 나쁜 독소들이 몸으로 흘러 들어가면 이 독소가 우리 몸에 염증을 만들어 만성 전신질환에 걸리게 된다. 따라서 만성 전신질환을 치료할 때는 제일 먼저 장을 살펴보아야 한다. 만성 전신질환의 근원은 염증이고, 인체의 염증은 장의 염증에서 시작되기 때문이다.

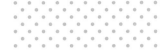

나는 장내세균불균형
상태일까, 아닐까?

───── 검사를 하지 않고서는 장내세균 균형인지, 불균형 상태인지 알 방법은 없다. 하지만 평소 나의 식이와 습관을 점검해본다면 어느 정도 짐작해볼 수는 있다. 다음 소개하는 10가지를 체크하면서 내 장의 세균들이 어떤 상태에 있을지 짐작해보자.

1 나의 하루 식이섬유 섭취량은 얼마나 되나요?

식이섬유가 부족하면 장 상태가 유익균에서 유해균으로 바뀌면서 장내세균불균형이 생긴다. 그러면 독소인 LPS가 만들어져 전신에 염증을 만든다. 요즘 현대인들은 식이섬유가 부족한 식습관에 길들여져 있다. 적어도 하루에 25~30g의 식이섬유를 섭취해야 한다.

2 달달한 음식을 얼마나 좋아하세요?

과도한 설탕 섭취도 장내세균불균형을 만든다. 달달한 믹스커피, 음료수, 아이스크림 등 우리가 자주 섭취하는 설탕은 과다하게 되면 장내세균 특히 칸디다균의 과다 증식을 불러일으킨다. 우리만큼이나 장에 있는 세균들도 설탕을 좋아하는 것이다. 설탕의 과다 섭취로 소장에서 소장내세균과다증식(SIBO)가 생기면 가스, 팽만감뿐 아니라 장운동도 저하되고 위 압력을 높여 담적, 역류성식도염 등의 기능성위장질환이 생긴다. 심할 경우 당화로 인한 염증을 유발해 인슐린저항성을 만들기도 한다. 달달한 음식은 적당히 먹는 게 좋다.

3 오메가3를 먹고 있나요?

콩이나 식물성오일은 무조건 좋은 거라고 잘못 생각하는 경우가 많다. 여기에는 오메가6가 많이 함유되어 있는데, 오메가6가 과다해도 장내세균불균형이 발생한다. 우리 몸은 필요한 다양한 지방산을 합성할 수 있지만 오메가3와 오메가6 두 종류의 지방산은 합성하지 못한다. 따라서 오메가3와 오메가6 지방산은 반드시 식품으로 섭취해야 하는 필수지방산이다.

하지만 중요한 것은 오메가3와의 균형이다. 오메가6는 염증을 유발하는 방향으로, 오메가3는 염증을 억제하는 방향으로 작용하기 때문에, 만약 이 균형이 무너지면 인체에 염증을 유발하여 다양한 질병을 만든다. 내가 오메가6를 많이 섭취하는 식습관을 가지고 있다면, 두 지방산의 균형을 위해 그만큼 오메가3를 먹는 건 필수다.

4 고기는 일주일에 몇 번이나 먹나요?

빨간 육류에 많이 함유된 포화지방의 과다 섭취는 전반적으로 유해균이 더 많은 상태로 만들어 장내세균불균형을 만들어낸다. 포화지방의 일일 권장섭취량은 15g 미만인데 현대인들은 초과 섭취하는 경우가 대부분이다. 만약 먹게 되더라도 식이섬유가 많은 야채와 같이 먹어주는 것이 그나마 피해를 최소화할 수 있다.

5 유제품을 좋아하세요?

유제품은 일반적으로 우유에서 얻어진 식품군을 말한다. 그런데 유당불내증이 있는 사람이 유제품을 먹으면 장내세균불균형이 유발된다. 또한 유제품에는 카제인이라는 단백질이 있는데, 이것이 장벽을 손상시키고 몸 안으로 들어와 독소로 작용하여 각종 면역반응을 일으켜 전신에서 다양한 질병을 만든다.

한국인들의 약 30%가 우유를 먹고 나서 장에 불편한 증상을 보이는데 이런 사람들은 유당불내증의 결과라고 생각하면 된다. 이런 사람들은 유제품을 피하는 것이 좋다.

6 내 몸에 비타민D가 충분한가요?

비타민D는 장내 면역 균형을 만드는데 필수적인 성분인데 만약 비타민D가 결핍된 상태라면 장내세균불균형이 유발된다. 비타민D는 장벽 방어기능과 면역조절기능에도 중요한 역할을 하기에 비타민D 결핍이 발생하지 않게 평소에도 늘 관심을 가져야 한다.

안타까운 것은 현대인들의 90%가 비타민D 결핍이라는 사실인데, 여기에 가공식품, 알코올, 항생제 남용 등이 더해지면 현대인들의 면역력은 저하될 수밖에 없다. 만약 장에서 불편한 증상이 자주 나타나거나 면역질환이 있다면 내가 비타민D 결핍이 있는 것이 아닌지 체크해보아야 한다.

7 술은 얼마나 자주 드세요?

알코올을 섭취하는 빈도가 많아져도 장내세균불균형이 나타난다. 알코올은 소화기능에 상당한 영향을 주는데 그중 하나가 소화효소 분비를 억제하는 것이다. 소화효소는 기본적으로 살균기능을 갖고 있는데 이 살균기능 저하로 장내세균에 불균형이 나타난다. 현대인들은 빈번한 스트레스와 회식 등으로 인해 알코올을 섭취하는 경우가 많다. 가끔 마시는 경우는 그리 큰 문제가 되지 않지만 자주 마시는 경우라면 그게 누적되면서 문제가 된다. 알코올은 소화효소를 떨어뜨리는 것 이외에도 장누수를 만드는데, 장누수는 전신질환을 만드는 출발점이 되기에 매우 조심해야 한다.

8 잠은 잘 주무시나요?

식이 못지않게 장내세균 구성에 영향을 주는 요인이 수면이다. 평소 밤낮이 바뀐 생활습관, 불면증을 유별하는 환경, 질이 낮고 부족한 수면 상태 등은 서서히 장을 장내세균불균형 상태로 만든다. 불면증이 심각하다면 반드시 진료를 받아야 하고, 그렇지 않다면 최대한 7~8시간 이상 수면 시간을 유지하며 11시에는 잠자리에 들 수 있도록 해야 한다.

9 스트레스가 많으세요?

스트레스 호르몬은 장을 유해균 우위 상황으로 만들 뿐 아니라 장벽 손상까지 만들어 장을 아프게 하는 주범으로 작용한다. 평소에 스트레스를 안 받을 수는 없지만 나름대로 자신만의 스트레스 관리 방법을 터득하는 것이 좋다.

10 혹시 복용하고 있는 약이 있나요?

항생제 복용은 전반적으로 장내세균 수를 감소시켜 불균형에 상당한 악영향을 끼친다. 또 진통소염제(NSAIDS) 계통의 약을 복용하면 장벽의 방어기능을 약화시켜 장내세균불균형에 간접적으로 영향을 준다. 따라서 일시적인 복용은 괜찮지만 약을 장기적으로 복용하고 있다면 장내세균불균형을 의심해야 한다.

Part 3

좋은 환자와 좋은 의사가 완벽한 치료를 만든다

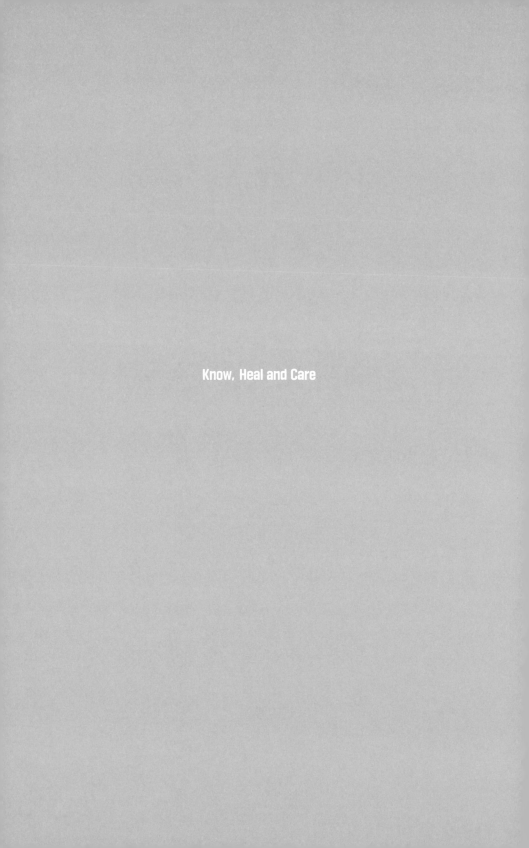

Know, Heal and Care

Chapter 8.
기능장질성위환의 치료, 원인을 제대로 알면 치료 전략도 제대로 나온다

필자가 전작《그 누구도 당신이 아픈 진짜 이유를 말해주지 않는다》에서 강조했던 것처럼 병원에 가서 10~20분 동안 받는 진료로는 우리를 고통스럽게 만드는 진짜 이유를 알기 힘들다. 진짜 이유를 알지 못하기 때문에 근원 치료도 되지 않는다.

질병을 진단할 때는 증상과 질병과의 연계성도 중요하지만, 질병과 원인과의 연계성을 먼저 따져보는 것이 매우 중요하다. 즉 우울증, 불면증 치료만 한다고 해서 근원적 치료가 될 수 없다는 뜻이다. 소화 문제(역류성식도염, 담적, 과민성장증후군 등)나 장내세균불균형 등의 위장 문제를 병행해서 치료하지 않으면 제대로 된 치료는 결코 이루어지지 않는다.

좋은 환자와 좋은 의사가 만나야
제대로 된 치료를 기대할 수 있다 ──

필자가 여러 저서를 통해 강조했듯이 모든 치료의 주체는 바로 '환자'다. 병을 치료한다는 것을 축구로 비유한다면, 실제로 필드에서 뛰어야 하는 사람은 환자가 되어야 한다. 절대 의사가 대신 뛰어줄 수가 없다. 그래서 좋은 의사를 만나는 것만큼 중요한 것이 좋은 환자가 되는 일이다. 환자가 자신의 건강을 되찾겠다는 적극적인 자세를 갖고 임할 때 치료의 시작도 있고 끝도 있다. 간혹 몸이 너무 아파 고통을 받으면서도 정작 필드에서 뛸 생각을 하지 않는 환자를 볼 때가 있다. 환자는 감독인 의사의 코치를 받아 열심히 필드에서 뛰어야만 골을 넣을 수 있다. 아예 필드에서 뛸 생각을 하지 않거나 감독의 말을 전혀 듣지 않고 마음대로 뛰는 모습을 볼 때면 의사로서 무척 속이 상한다. 반대로 의사의 가이드를 받아 최선을 다하는 환자들이 있다. 그들이 건강을 되찾는 것은 당연하다. 좋은 환자들을 만날 땐 감독인 의사도 신이 나서 더 열심히 하게 된다.

더불어 '제대로 알고' 치료에 들어가는 것 또한 중요하다. "압정 위에 앉아 있다면, 고통을 못 느끼게 하는 것이 문제 해결법이 아니다. 해답은 압정을 찾아내서 제거하는 것이다. 즉 원인을 찾아서 제거하는 것이 중요하다." 기능의학의 아버지라고 불리는 '시드니 베이커'가 한 말이다. 필자는 이 말에 굉장히 공감한다. 이 말은 오랜 기간 의료인으로 살아오며 지키기 위해 노력하는 신조이기도 하다.

모든 치료에 앞서 반드시 명심해야 할 것이 있다. 바로 '사람마다 치료 전략이 다르다'는 점이다. 우리는 흔히 몸이 아플 때 인터넷에 이렇게 검색한다. '소화가 안 될 때' '배가 아플 때' '가스가 찰 때' '설사가 잦을 때'…. 그리고 이러한 증상을 완화할 수 있는 치료 정보들을 보게 되는데, 똑같은 정보라 하더라도 그것이 어떤 사람에게는 잘 맞고 어떤 사람에게는 잘 맞지 않는다. 특히 기능성위장질환에 있어서 모든 사람에게 적용되는 '표준치료 전략'이라는 것은 없다. 사람마다 살아온 환경이 다르고 건강 상태도 다르다. 한 예로, 우리가 앞에서 말한 '포드맵' 식이는 일반적인 사람에게는 약이 될 수 있지만 기능성위장질환을 앓고 있는 사람에게는 독으로 작용한다. 따라서 치료를 하는 중에는 포드맵식이를 조절하거나 중단해야 한다. 똑같은 장내세균불균형도 다음과 같이 양상이 다 다르기 때문에 치료법도 다를 수밖에 없다.

- 유해균이 과다해진 상태
- 유해균과 유익균이 불균형이 되는 상태
- 유해균과 유익균이 모두 저하된 상태
- 장내세균의 종류가 다양하지 않은 상태

장내세균불균형 상태에 있다고 해서 이들에게 공통적으로 적용할 수 있는 표준치료 전략은 없다는 뜻이다. 우리의 몸은 한 몸에서 난 형제자매조차도 완전히 다르듯이 유전적, 환경적 요인으로 인해 변화되고 새로이 형성된다. 고통스러운 질병, 혹은 뚜렷한 병명은 없지만 늘 불편하고 건강하지 못한 몸 상태에서 벗어나고 싶다면 우선 나에게 꼭 맞는 제대로 된 치료 전략부터 세워야 한다.

특히, 이 책을 통해 이야기한 '기능성위장질환'은 우리 몸의 건강을 좌우하는 가장 핵심적인 지표가 되는 것이므로 이번 장을 통해 어떻게 치료가 시작되어야 하는지에 대해 알아볼 것이다. 앞에서도 말했듯 '좋은 환자'를 만나는 것은 의사의 복이며, '좋은 의사'를 만나는 것은 환자의 복이다. 좋은 환자의 적극적인 자세와 좋은 의사의 섬세한 가이드가 결합된다면 현대인의 일상을 괴롭히고 삶의 질을 떨어뜨리는 기능성위장질환의 근원 치료가 가능할 것이다.

Chapter 9.
기능성위장질환의 치료를 위한
단계별 치료 전략

필자는 이제부터 기능성위장질환을 치료하기 위해 최적화된 맞춤 프로그램인 내몸사랑 위장 살리기 프로그램을 소개하려고 한다.

보통 기능성위장질환을 앓고 있는 사람들은 다음과 같은 과정을 경험하게 된다.

> 소화가 안 된다 ➡ 제산제 복용 ➡ 위산/담즙 저하 ➡
> 장내세균불균형 ➡ 장벽 손상(장누수) ➡ 독소들의 몸 안 침입 ➡
> 방어작용으로 면역반응 ➡ 항체 증가(알레르기, 자가면역 등) ➡
> 장 안팎에서 더 많은 증상 발생 ➡ 더 많은 제산제 복용 ➡ 악순환

필자가 만난 많은 기능성위장질환 환자들이 위와 같은 사이클을 겪고 있다가 견딜 수 없는 상태가 되면 찾아왔다. 특히 제산제를 먹으면 괜찮은 듯하다가도 끊는 즉시 다시 아프기 시작한다는 걸 잘 알면서도 그 고통을 참지 못해 곧바로 다시 약을 먹게 되고 결국 더 증세가 악화되는 경우가 대부분이었다. 내몸사랑 위장 살리기 프로그램은 근본적인 원인을 찾아 치료하되, 치료하기 좋은 몸을 만들기 위한 전략까지도 포함한다.

물론, 모든 치료에서 가장 우선시되어야 할 것은 식이와 생활습관의 변화다. 이는 근원 치료의 핵심이다. 따라서 이에 대해서는 단계별 치료 전략 다음에 간단히 소개하도록 하겠다. 아무리 좋은 음식을 먹어도 소화기능 개선과 장벽 복구가 되지 않은 상태에서는 의미가 없다. 내 몸을 위해 먹은 음식이 몸에 흡수되지 않고 오히려 독으로 작용하거나 고스란히 변기로 갈 수 있기 때문이다. 따라서 몸의 자연치유력을 회복하기 위해 나에게 딱 맞는 식이, 생활습관의 변화와 함께 반드시 소화기능 개선과 장벽 복구를 선행 혹은 병행해야 한다.

소화기능 개선이란 위산, 담즙, 소화효소 분비의 촉진을 의미하고, 장벽 복구란 위장의 염증 완화, 손상된 장벽 치유, 장내세균균형 회복을 의미한다. 그러기 위해 필자가 만든 것이 바로 내몸사랑 위장 살리기 프로그램이며, 실제로 이 프로그램을 통해 도저히 불가능할 것 같았던 병이 치료되는 경우를 많이 보았다.

오른쪽 표를 한번 보자.

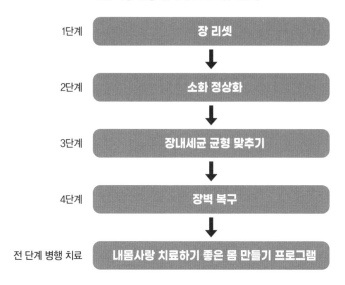

내몸사랑 위장 살리기 프로그램 4단계

1단계	장 리셋
2단계	소화 정상화
3단계	장내세균 균형 맞추기
4단계	장벽 복구
전 단계 병행 치료	내몸사랑 치료하기 좋은 몸 만들기 프로그램

내몸사랑 위장 살리기 프로그램은 '장 리셋' '소화 정상화' '장내세균 균형 맞추기' '장벽 복구'로 총 4단계로 진행된다. 그런데 이 모든 단계에는 '치료하기 좋은 몸 만들기'가 적용되어야 한다. 기능성위장질환을 가진 사람뿐 아니라 전신에 질환을 가진 모든 사람은 저체온, 저산소, 혈액순환 장애를 가지고 있는데, 이를 개선하면서 병행 치료에 들어갔을 때 시너지 효과를 높일 수 있다.

이제 위장기능을 회복하는 4단계 프로그램의 핵심과, 치료 잘 되는 몸 만들기 프로그램에 대해 살펴보자.

1단계 : 장 리셋 ──

장 리셋은 장을 초기 상태로 되돌리는 것이라 볼 수 있다. 앞에서 설명한 대로 장내세균불균형이 심하여 소장내세균과다증식(SIBO)이 되면 어떤 치료도 잘 적용이 되지 않는다. 보통 소장내세균과다증식(SIBO) 상태에 있다면 장 리셋을 해주어야 한다. 장을 리셋시켜 새로운 환경을 조성해야 한다는 것이다. 소장내세균과다증식(SIBO) 상태에는 장내세균불균형으로 인해 장에 칸디다균과 유해균이 과다해져 속쓰림, 잦은 가스, 설사, 변비 등 소화장애가 빈번하게 발생한다. 보통 탄수화물, 알코올, 글루텐, 설탕, 과당 등을 과하게 섭취하고 스트레스가 과할 경우 칸디다균이 과해져 위장의 염증을 일으킨다. 그러면 입, 위, 십이지장, 소장, 대장의 궤양을 유발하고 역류성식도염, 담적, 과민성장증후군이 발생할 수 있으며, 전신에서 다양한 질환이 발생할 수 있다.

장 리셋은 총 3단계로 이루어진다. 이때 식이는 저포드맵식이를 해야 한다. 저포드맵식이는 장운동 이상, 장감각 이상, 뇌-장 상호작용에 영향을 미치고 소장에서 잘 흡수되지 않는 음식물을 줄이는 식이요법이다. '저포드맵식이'는 과민성장증후군의 증상(복통, 복부팽만감, 가스)을 전반적으로(70%) 호전시켜줄 수 있다.

저포드맵식이를 할 때는 제한되는 음식과 늘려야 할 음식이 있으므로, 무엇보다 충분한 칼로리를 제공하고 균형 잡힌 식단을 짜는 게 중요하다. 기본적으로 식사량과 열량을 그대로 유지하면서 포드맵이 적게 포함된 식단으로 대체해야 한다. 이 과정은 전체적인 장내세균의 수가 감소하지만 유해균은 줄어들고 장벽기능은 강화되며, 유익균은 증가하는 시기이다. 이때는 보통 포드맵식이를 하던 중에 장내세균이 불균형하거나 유해균이 많아질 경우, 진행하던 포드맵식이를 한 달 정도 중단하고 저포드맵식이로 전환하여 증상이 괜찮아지면 다시 포드맵 음식을 하나씩 먹으면 된다.

저포드맵식이에 적합한 음식 VS. 피해야 할 음식

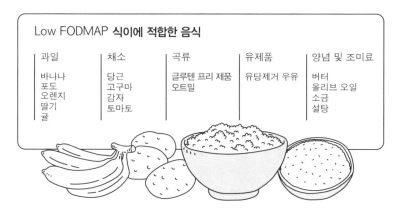

Low FODMAP **식이에 적합한 음식**

과일	채소	곡류	유제품	양념 및 조미료
바나나	당근	글루텐 프리 제품	유당제거 우유	버터
포도	고구마	오트밀		올리브 오일
오렌지	감자			소금
딸기	토마토			설탕
귤				

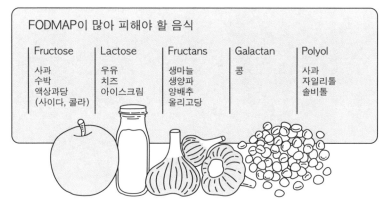

FODMAP이 많아 피해야 할 음식

Fructose	Lactose	Fructans	Galactan	Polyol
사과	우유	생마늘	콩	사과
수박	치즈	생양파		자일리톨
액상과당	아이스크림	양배추		솔비톨
(사이다, 콜라)		올리고당		

이렇게 저포드맵식이를 하는 동시에 다음 3단계를 진행해야 한다.

① 1단계 : 대변 배출

해당 단계 맞춤 한약을 섭취해(1~2일) 노폐물과 대변을 배출한다.

② 2단계 : 장내세균균형 잡기

해당 단계 맞춤 한약 섭취, 칸디다균의 방어막인 바이오필름을 제거한 후 유해균과 곰팡이, 중금속을 제거한다.

③ 3단계 : 칸디다다이오프(칸디다균이 죽으면서 만들어진 독소) 제거

해당 단계 맞춤 한약 섭취, 곰팡이가 죽으면서 내뿜는 약 70여 종의 독소 물질을 제거한다. 이 과정에서 명현현상으로 여드름, 두통, 피로, 열, 가스, 설사, 변비, 발한, 멀미, 땀, 구토, 가슴 두근거림, 관절통, 가려움증, 두드러기 등이 일어날 수 있다.

칸디다균 과다증식 시 나타나는 질환들 ──

1 영양흡수 장애
   - 장내세균 균형이 깨져 영양흡수 불량이 일어나고, 소화기능이 떨어진다.

2 아세트알데히드 독소 과다
   - 숙취를 일으키는 신경독성 물질, 아세트알데히드 방출량이 늘어나면서 간이 과로하게 되고, 만성피로의 원인이 된다. 또 간 손상, 뇌질환이 유발된다.

3 부신피로 발생
   - 칸디다균의 과다증식은 부신피로를 야기한다.
   - 신체 기관들이 칸디다균이 발생시키는 독소를 처리하기 위해 신체의 자원을 소모한다.
   - 신체에 중요한 호르몬을 만드는 데 필요한 물질을 고갈시킬 수 있다.

4 브레인포그 발생
   - 머리가 안개가 낀 것처럼 뿌옇거나, 분명하게 생각하거나 판단하지 못하는 상태인 '브레인포그'가 발생하며, 인지력 장애, 혼란, 기억력 장애, 집중력 저하로 이어질 수 있다.

5 위장 문제 발생
   - 거의 모든 칸디다균 문제는 소화기관에서 일어나는데, 과다증식할 경우 소장, 대장이 오작동을 일으켜 설사, 변비, 더부룩함, 위경련, 메스꺼움 등의 증상이 나타난다.

6 칸디다균 질염, 방광염 발생
   - 칸디다균에 의한 질염과 방광염은 장내 칸디다균이 과다 증식되었다는 가장 명백한 신호로, 반복적으로 재발된다면 몸에 더 큰 문제가 있다는 확실한 신호로 볼 수 있다.
   칸디다균이 과다증식하면 비뇨기나 성기에 가려움과 통증을 수반한다.
   여성의 경우 만성 질염, 방광염, 신우염, 항문 가려움 등이 나타날 수 있으며 여성 발병률이 남성에 비해 8배 높다. 남성은 요도염에 걸릴 수 있다.
   - 항진균제 등으로 치료한다고 해도, 근본적인 문제가 해결되지 않기에 과다증식할 가능성이 높다.

7 구강 칸디다증(아구창) 발생

- 입 점막은 위장관에서 가장 취약한 부분으로, 구강이나 혀에 칸디다균이 감염
되는 경우가 많다. 항생제, 설탕 과다 섭취로 칸디다균이 입속에 자리 잡기 때
문에 장 문제와 아구창은 같이 발생하는 경우가 많다.

- 만성비염을 앓고 있는 사람의 96%가 칸디다균(곰팡이/진균) 감염 상태라고 볼
수 있으며, 궤양의 경우 입에서 항문 사이 전 구간에서 발생할 수 있다.

8 손톱, 발톱 무좀 발생

- 칸디다균이 과다증식하면 피부를 장악하여 손톱, 발톱의 무좀, 피부발진(겨드
랑이, 사타구니 같은 따뜻하고 촉촉한 부분의 피부)이 일어난다.

9 면역력 약화

- 면역체계의 약화는 칸디다균이 과다증식할 수 있는 발판을 마련해준다.

- 장내세균의 불균형, 장누수증후군으로 인해 생긴 염증과 음식민감증은 칸디
다균 과증식을 불러와 면역력을 약화시키고 시상하부 뇌하수체 부신축 장애,
만성피로, 영양흡수 불량을 일으킨다.

10 우울증

- 칸디다균이 과다증식할 경우 신경전달 물질 세로토닌의 생성을 억제한다.

- 세로토닌은 장내에서 생산되기 때문에, 내장 관련 문제를 겪고 있다면 세로토
닌 생성에 문제를 겪게 된다.

- 도파민은 기분에 영향을 미치는 신경 전달 물질이다. 칸디다균의 대사산물인
아세트알데히드는 도파민과 결합하여, 우울증을 발생시키는 역할을 한다.

- 과로한 간은 비타민B12를 저장하고 사용하는 능력을 떨어뜨려, 뇌와 신경계가
제대로 기능하기 어려워진다.

11 관절염/관절통

- 칸디다균이 요산 생성 증가를 유발하면 신장에 부담을 주게 되고, 요산이 관
절 사이에 쌓여 통풍이 발생한다.

2단계 : 소화 정상화 ──

이 책의 2부에서 계속 강조했듯이 소화기능의 핵심은 소화효소의 분비가 정상화되는 것이다.

음식을 먹고 가스가 차거나 속이 더부룩한 느낌이 드는 등 소화가 잘 안 되는 것은, 내 몸에 소화효소가 결핍되었음을 알리는 몸의 신호와도 같다. 따라서 위산, 담즙, 췌장 소화효소가 정상적으로 분비되도록 하는 것이 치료의 핵심이다. 소화효소 결핍에는 유전적 요인도 있지만 위와 장의 염증에 의해 결핍되는 경우가 있는데, 현대인들은 후자의 경우가 더 많다. 소화효소 결핍은 덜 소화된 음식조각을 만들어내고, 이것이 독으로 작용하여 인체에 여러 유해한 반응을 일으킨다. 즉, 가스, 더부룩함, 팽만감, 복통, 메스꺼움, 변비, 설사 등

위장의 불편한 증상을 만들 뿐만 아니라 몸 안으로 들어오게 되면 전신에서 다양한 질환들을 만든다. 몸이 불편하거나 통증으로 고통스럽다면 반드시 소화기능을 살펴야 한다.

따라서 소화 정상화 단계에서는 소화의 기능을 회복하는 것이 그 목적이자 핵심으로, 위산과 담즙, 췌장 소화효소가 정상적으로 분비될 수 있도록 해주는 데에 중점을 둔다. 이 단계를 통해 소화가 정상화되면 음식불내증이 개선되어 가스, 팽만감 등의 증상이 개선되고, 음식민감성이 개선되어 알레르기, 자가면역 등이 개선된다.

이 단계에서는 크게 3가지에 주의해야 한다.

첫째, 위산을 분비하기 위해 위산을 만드는 데 필요한 성분을 공급해주어야 한다.

기본적으로 한약을 처방받되 부족할 경우에는 마그네슘, 아연, 비타민B, 비타민C 등의 섭취가 도움이 된다. 또한 천천히 오래 꼭꼭 씹어먹기, 과식, 야식, 폭식 금지 그리고 생활습관(스트레스, 수면, 운동 등) 전환이 중요하다.

둘째, 담즙을 분비하기 위해서는 간기능을 정상화해야 한다.

지방간이 있거나 간에 염증이 있을 경우 담즙분비가 원활하지 않기 때문에, 간기능을 반드시 점검해야 한다. 간, 담낭에 담석이 생기면 담즙분비가 저하된다. 또 담즙의 분비는 위산분비와 관련이 있기 때문에 위산분비가 잘되도록 해주는 것도 담즙분비에 도움이 된다.

현대인 누구나 양이 적든 많든 담석이 존재한다. 지방 소화가 안 된다면 담즙분비가 안 되어 간에 담석이 존재할 가능성이 크다. 담즙분비를 정상화하기 위해서는 주기적으로 간 해독을 해야 한다.

셋째, 췌장 소화효소는 췌장에 염증이 있거나 담석이 있는 경우 잘 분비되지 않는다.

담낭에서 담즙이 분비되어 나가는 길과 췌장에서 췌장효소가 나와서 만나는 길이 십이지장 통로다. 이때 담석이 떨어져나와 십이지장 통로를 막아버리면 1차적으로 담즙과 췌장효소가 분비되지 않는다. 2차적으로는 담즙이 췌장으로 역류가 되면서 췌장의 염증을 만들거나 손상을 주어 만성이 되면 암을 만든다. 소장에 염증이 있으면 췌장 소화효소 분비가 잘 안 되므로, 소장 염증을 치료하는 것이 중요하다.

3단계 : 장내세균 균형 맞추기 ───

'장내세균이 어떻게 조성되어 있는가'는 건강과 질병을 좌우하는 핵심 요소이다. 장내세균은 제2의 유전자로서 모든 장기와 조직에 영향을 주어 인체를 조절하는 중요한 기능을 한다. 특히 기능성위장 질환이 있는 사람들은 대부분 소장내세균과다증식(SIBO) 상태에 있는데, 이때 장내세균의 균형을 맞춰주지 않으면 어떤 병도 치료되지 않는다. 내몸사랑 위장 살리기 프로그램 중 3단계는 특히 장내세균의 균형을 찾는 데 초점이 맞춰져 있으며, 향후 건강 관리에 있어서도 이 부분은 핵심이 된다.

3단계에서는 식이섬유, 프로바이오틱스를 공급해줌으로써 장내세균의 균형을 회복하고 장내세균 종의 다양성과 유익균, 유해균 수의 균형을 유지하는 것이 목적이다. 유익균은 인체의 건강을 지키는 일에 관심을 가지지만 유해균은 인체 건강보다는 해를 끼치는 쪽으로 관심을 가진다. 즉 유해균은 인체를 장악해 질병을 만들고, 유익균의 경우 식이섬유나 발효음식들을 넣어주면 인체에 유익한 작용을 하면서 번성한다. 유익균이 많으면 몸이 건강한 상태를 유지하지만, 유해균이 많으면 시간이 흐를수록 여기저기서 봇물 터지듯 문제가 터져 나와 각종 전신질환을 일으킨다.

따라서 장내세균의 균형을 맞추는 것은 치료에 있어 매우 필수적이다. 이 단계를 통해 기능성위장질환뿐 아니라 전신질환에 대한 예방 및 치료가 시작된다. 또 장의 염증을 개선시킬 수 있고, 과민성장증후군이나 장누수에 대한 치료가 수월해진다. 이 모든 것을 가능하게 해주는 것이 바로 단쇄지방산이다. 단쇄지방산은 장벽기능을 강화시키고 염증을 개선시키며 면역균형을 잡아주고 유해균을 억제해주는 역할을 하는 유익균의 대사산물이다. 그리고 이 단쇄지방산을 만들기 위해서는 식이섬유와 프로바이오틱스를 공급해주어야 한다.

프로바이오틱스는 종의 다양성과 유익균, 유해균의 밸런스를 유지해주는 역할을 하는데, 다양한 야채와 과일을 편식 없이 먹는 것이 중요하다. 프로바이오틱을 제품으로 공급할 경우 초기에는 12종 이상을 섭취하여 천억 개의 유산균을 공급하게 하는데, 상태가 좋아지는 것을 보면서 그 수를 점차 줄여나가도 된다. 그리고 식이섬유인 프리바이오틱은 차전자피, 아마씨 등의 수용성 식이섬유를 위주로 해서 공급해줄 수 있다. 프리바이오틱스는 자신의 상태에 따라서 선택해야 하는데, 변비일 때는 불용성을 먹으면 장운동이 촉진되어 변비가 해소되고, 수용성을 먹을 경우 설사가 개선된다. 가스, 팽만이 심할 경우 수용성 식이섬유는 피해야 한다. 장이 건강해지더라도 주기적으로 이 과정을 유지하면 좋다.

3단계는 장을 비워낸 상태에서 새로 재구축하는 단계다. 어렵게 장내세균의 균형을 맞추었는데 다시 자극적인 음식(설탕, 과당, 밀가루, 우유 및 유제품)과 약물, 알코올, 스트레스 등 불균형을 만드는 원인들이 생길 경우, 장내세균의 균형이 무너지며 기존의 불균형 상태로 되돌아가게 된다. 즉, 이 단계에서 장내세균균형이 회복되는 것은 일시적인 것이므로 식이섬유와 유산균을 꾸준히 섭취하면서 균형을 유지하기 위해 노력해야 한다.

4단계 : 장벽 복구 ──

마지막 장벽 복구 단계는 기능성위장질환의 치료에 있어서 가장 중요한 부분이다. 필자는 저서 《아픈 사람의 99%는 장누수다》를 통해 장이 새는 장누수증후군의 위험성에 대해서 강조한 바 있다. 무너진 장벽을 통해 몸으로 쏟아져 들어오는 독소들이 우리 몸 곳곳에서 염증 반응을 일으키고 전신질환을 만드는 과정에 대해서 세세하게 이야기했다. 따라서 위장질환의 치료 핵심은 무너진 장벽을 복구하는 데 있다. 위장질환뿐 아니라 모든 전신질환의 치료에서 이 부분이 우선되지 않으면 근원적 치료는 이루어질 수 없다.

장벽 복구를 하기 위해서는 위장기능 회복과 장내세균 균형 회복이 반드시 선행되어야 한다. 그래야만 장벽 자극을 최소화하고 장벽 손상을 방지할 수 있다. 장벽이 튼튼하면 장내에서 몸으로 독소가 유출되는 것을 막을 수 있기에, 전신 질환을 막고 위장의 불편한 증상으로 끝낼 수 있다.

장벽 복구 단계에서는 장세포와 타이트결합 재생, 복구와 방어기능 강화(점액, 항체, 항펩티드 분비 정상화)가 이루어진다. 이렇게 되면 장운동이 정상화되면서 변비, 설사가 개선되고 세로토닌 등의 신경전달물질 분비 조절이 정상화되며, 자극에 대한 장의 감각기능이 개선되어 복통이 완화된다. 단, 이때 4단계는 2~3단계가 정상적으로 진행이 되어야만 가능하다.

다른 단계는 개인적 노력이 많이 요구되지만, 이 단계에서는 치료에 대한 명확한 이해와 전문가의 조언이 더욱 중요시된다. 장벽을 복구하기 위해서는 한약을 통해 체질별 진단 후 약을 처방받고, 장벽을 신속히 복구하기 위해 본브로스, L글루타민, 초유 등을 먹으면 도움이 된다. 더불어 장을 복구할 수 있는 처방에는 6~7가지가 더 있는데, 장 상태에 따라 의사와의 상담을 통해 이 중 몇 가지를 적용해야 하는지 충분히 점검해야 한다. 여기에 일일이 다 적을 수 없으므로 이 단계에서는 반드시 상담 후 개인별 맞춤 처방을 받아야 할 것이다.

장기능 복구를 위한 항염증 식품 ——

1 본브로스(목초 먹은 소, 닭뼈로 가정에서 만든 사골)
2 발효 야채들, 유기농 십자화과 야채(양배추, 브로콜리, 케일 등), 유기농 녹색 채소들
3 좋은 지방으로 만든 기버터와 유기농 코코넛 오일, 유기농 아보카도유, 들기름, 엑스트라버진 올리브유
4 목초 먹고 자란 육류
5 프로바이오틱스(유산균)
6 개인에 맞는 특정 영양물질 공급

장 복구에 필요한 영양소 ——

1   비타민A: 생선, 간, 갑각류에 풍부 – 장벽건강 유지와 항체생산(sIgA) 면역력 증진

2   비타민D: 생선, 간, 버섯에 풍부 – 면역조절 및 균형

3   아연: 굴, 육류, 가금류에 풍부 – 면역시스템 기능 향상, 소화기능 향상

4   DHA and EPA(long-chain omega-3 fatty acids): 생선, 갑각류, 해조류에 풍부 – 항염증기능

5   중쇄포화지방산(MCTs): 코코넛 오일, 팜 오일에 풍부 – 장벽복구, 장세포 에너지원, 항미생물 작용

6   글리신(Glycine): 본브로스와 육류에 풍부한 아미노산 – 장 타이트결합 복구

7   글루타민(Glutamine): 생선, 가금류, 육류에 풍부한 아미노산 – 손상된 장벽 복구, TLR 기능 향상(장 미생물 인지)

8   트립토판: 갑각류, 가금류, 생선에 풍부한 아미노산 – 면역기능과 신경전달물질 생산 조절

9   코엔자임 Q10(CoQ10): 지방산, 육류에 풍부 – 항산화기능 증진

10 수용성 식이섬유: 뿌리채소, 과일, 십자화과 야채에 풍부 – 장내세균 조절, 장벽기능 강화, 장운동 늦춤(설사에 도움)

11 불용성 식이섬유: 셀러리, 십자화과 야채, 녹색 잎 야채에 풍부 – 장내세균 조절, 장벽기능 강화, 장운동 촉진(변비에 좋음)

12 플라보노이드(Flavonoids): 베리류, 십자화과, 녹색 잎 야채에 풍부 – 항산화기능, 항염증기능

모든 단계 적용 : 내몸사랑 치료하기 좋은 몸
만들기 프로그램 ──

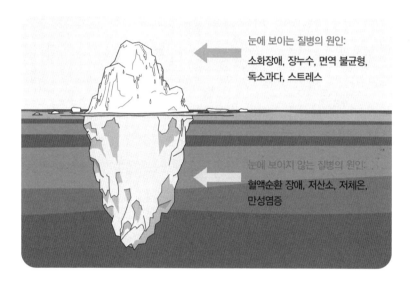

눈에 보이는 질병의 원인:
소화장애, 장누수, 면역 불균형,
독소과다, 스트레스

눈에 보이지 않는 질병의 원인:
혈액순환 장애, 저산소, 저체온,
만성염증

'내몸사랑 치료하기 좋은 몸 만들기' 프로그램은, 치료할 때 병행
하면 좋은 시너지 효과를 내는 프로그램이다. 위 그림에서 보듯 눈
에 보이지 않는 질병의 근본 원인으로 혈액순환 장애, 저체온, 저산
소가 있다. 이 요소는 서로 영향을 주면서 인체를 질병에 취약한 몸
으로 만든다. 만약 이미 질병이 생긴 상태라면 이는 한 가지 요인이
아니라 이 3가지가 동시에 일어난 상태라고 보아야 한다.

어떤 좋은 약이나 영양제도 혈액순환 장애, 저체온, 저산소 상태
에서는 제대로 효과를 발휘하지 못한다. 저체온, 저산소, 혈액순환에
장애가 있다는 것은 이미 소화기능이 떨어지고 몸에 염증이 있는 상
태임을 의미한다. 위장기능이 저하되고 염증 개선이 안 되는 상태에

서는 절대 제대로 된 치료가 일어날 수 없다.

특히 체온의 경우 인체에 매우 중요한 영향을 미친다. 코로나19 팬데믹이 시작된 이후 어딜 가나 체온을 재야 한다. 그전까지만 해도 자신의 체온이 얼마인지 몰랐지만, 이제는 누구나 자신의 체온을 알게 되었다. 아마 자신의 체온이 정상인 36.5도라고 생각했겠지만, 36도 이하로 낮게 나온다는 것을 발견했을 것이다.

냉증은 모든 질병의 근원이며 현대인의 60%는 저체온 상태다. 몸이 차갑다는 것은 생명력이 떨어진다는 것을 의미하며 체온이 떨어지면 면역력은 30%, 대사능력은 12% 저하되고 효소분비 저하는 물론 활성도도 떨어진다. 손, 배, 발 등이 차갑다면 이미 내 몸이 망가졌다는 신호이다. 체온이 저하되어 혈류가 느려지면 세포에 영양과 산소 공급이 원활하지 못해 세포가 에너지를 못 만들어 기능이 떨어진다. 또 독소와 노폐물 배출이 어려워져 혈액이 탁해진다. 그러면 염증, 통증이 발생하기 쉬운 몸 상태가 된다. 지속적인 저체온 상태에서는 몸의 각 장기들이 제 기능을 발휘하기 어려우며 만성질환은 물론 암 같은 큰 병의 원인 중 하나로 작용한다. 반대로 체온이 1도 올라가면 혈액순환이 원활해져 면역세포들이 각 장기 간 이동이 쉬워지면서 면역력이 5배 이상 높아지게 된다. 그리고 영양과 산소 공급도 원활해지면서 대사 효율성도 올라간다.

실제로 소화기능은 온도에 영향을 굉장히 많이 받는다. 소화효소가 정상적으로 작동하기 위해서는 체온이 중요한데, 36.5~37도일 때 최상의 기능을 발휘한다. 필자는 원내 내몸사랑 복합온열 요법(원적외선 심부온열/복부고주파온열 요법)과 고압산소 요법을 통해 혈액순환, 저체온, 저산소를 개선해 위장기능을 개선시키고 있다. 체온을 잘 유지하는 것은 질병으로부터 우리 몸을 지키는 길이다.

앞에서도 말했듯 치료하기 좋은 몸으로 만들지 않은 채 치료에 임한다면 치료의 효율이 떨어지고 시간 또한 더뎌질 수밖에 없다. 따라서 다음 제시하는 프로그램들은 식이, 생활습관 개선과 함께 치료 프로그램의 모든 과정에서 병행하면 좋다. 이 프로그램은 필자가 오랫동안 연구해온 차별화된 치료 프로그램으로, 다른 곳에서 흔히 찾아볼 수 없는 프로그램이다. 필자를 찾는 분들이 치료효율이 높고 치료 기간이 단축되어 치료만족도가 높은 이유는 이 프로그램을 적용했기 때문이다. 내몸사랑 치료하기 좋은 몸 만들기 단계에는 어떤 프로그램이 있는지 하나하나 살펴보자.

1) 체온 1도가 내 몸을 살린다 : 내몸사랑 복합온열 요법

히포크라테스는 "자연적으로 낫지 않는 병은 약을 쓰고, 약으로 안 되는 병은 수술을 하고, 수술로 안 되는 병은 열로 다스려라."라고 말했다. 실제로 체온이 1도만 올라가도 우리 몸에는 큰 변화가 생긴다. 《체온면역력》을 집필한 아보도오루 교수는 자신의 책에서 "체온이 올라가면 자율신경계가 조절 및 활성화되어 낮엔 생기 있게 활동하고 밤엔 질 좋은 수면을 취할 수 있게 된다고 했다. 또 각종 유해파 및 자외선 차단, 활성산소 생산억제, 혈액 중의 일산화질소의 생산 촉진, ATP효소 촉진, 통증 완화에 도움이 되며 궁극적으로 인체가 지닌 자연치유력을 증진시켜준다."라고 강조하기도 했다.

저체온을 개선하는 생활 지침서 4가지 ——

1 소화기를 관리하라

찬 음식은 되도록 피하고 소화가 잘 되는 음식을 먹도록 한다. 특히 여성은 배를 따뜻하게 하고 따뜻한 물을 많이 마시는 게 좋다.

2 규칙적인 운동을 해야 한다

적절한 운동은 신진대사를 원활히 해준다. 신진대사율이 떨어지면 비만으로 이어지기 쉽고 혈액순환을 방해해 저체온의 원인이 된다. 하루 20~30분의 적절한 운동은 심장기능을 강화한다. 가만히 있으면 우리의 몸은 차가워지기 쉽다.

3 따뜻한 물이나 한방차를 마시는 것도 좋다

소화기능을 좋게 하는 생강차, 신경을 안정시키고 따뜻한 성질이 있는 대추차, 심장의 기능을 좋게 하는 계피차를 마시면 좋다.

4 올바른 자세가 중요하다

자세와 저체온이 무슨 상관이 있겠냐고 생각하기 쉽지만 평소 구부정하거나 나쁜 자세로 걷는다면 기와 혈의 순환이 어려워 목, 허리 통증까지 불러오고, 순환이 잘 되지 않아 몸이 차가워진다. 몸이 차다면 되도록 올바른 자세를 취하려 노력하고 1시간에 한 번은 팔다리, 허리 등을 쭉 펴주는 스트레칭을 해주는 것이 좋다.

① 원적외선 심부온열 요법

원적외선 심부온열 요법은 냉기, 즉 차가움이 건강의 적이란 인식에서 출발하여 의도적으로 몸 안에 열을 발생시켜 질병을 치료하는 자연요법이다. 만성질환뿐만 아니라 소화장애와 면역불균형, 두통, 생리불순, 요통 등 일상에서 흔히 겪는 불편한 증상들은 냉기가 하나의 요인이 되어 발생한다. 원적외선을 통해 인체에서 발생되는 열을 정상수준 이상으로 상승시키면 면역력이 강화되어 인체에 침입한 병원균을 살균시키고, 에너지 생성을 촉진하며, 불순물과 노폐물을 체외로 배출하는 데 많은 도움이 된다. 또 부교감신경을 항진시켜 긴장되고 굳어진 몸을 이완시킴으로써 스트레스로 인해 손상된 몸의 치유작용까지 할 수 있다. 심부온열 요법은 수족냉증 및 혈액순환 장애, 만성 스트레스, 부종, 자율신경 장애 등의 질병에 좋은 치료법이다.

혈액순환이란 심장에서 나온 혈액이 동맥과 모세혈관, 정맥을 거쳐 다시 심장으로 되돌아오는 과정을 일컫는 말이다. 우리 몸속에는 혈관이 없는 곳이 없다. 혈액은 이 혈관을 통해 인체 내 곳곳을 돌아다니며 60조 세포에 산소와 필요한 영양분을 전달한다. 이때 혈액순환이 원활하면 산소와 영양분도 풍부하게 공급됨으로써 백혈구의 활동이 활발해진다. 이로써 면역력이 높아지고, 여러 세균과 바이러스로부터 우리 몸을 지켜준다. 반면에 혈액순환이 원활하지 않으면 산소와 영양분이 각 장기에 제대로 공급되지 않아 신체 기능이 저하된다. 세포에 산소와 포도당, 호르몬 운반이 어려워져 세포의 에너지 및 열 생산이 감소된다. 우리 몸은 저체온, 저산소 상태가 되면 면역

저체온이 지속되면?

- 대사 저하
- 소화불량
- 독소 생성
- 면역력 저하
- 효소 기능 저하
- 혈액순환 저하
- 몸의 산성화
- 암/당뇨 유발

력이 떨어짐으로써 자연치유력이 손상되고 여러 질병이 시작된다.

② 복부고주파온열 요법

혈액순환은 기능성위장질환뿐 아니라 다른 만성질환의 경우 치료에 있어 매우 중요한 포인트가 된다. 우리 몸의 각 부위에 있는 세포들은 매일 제 역할을 담당하면서 건강을 유지한다. 그런데 혈류가 세포에 제대로 가지 않으면 세포들이 그 일을 할 수가 없어 건강에 문제가 생기게 된다. 따라서 평소 혈액순환이 잘되도록 적절한 운동과 음식 섭취는 필수다. 더불어 필자는 원적외선 고주파를 통해 복부와 등을 관리해주는 걸 추천한다. 적절한 관리를 정기적으로 받으면 오장육부 혈액순환 개선에 도움이 되며, 막힌 부분들을 뚫어 중요한 영양소가 혈류를 통해 세포에 전달되는 데 도움을 준다.

인체의 세포는 열을 가해주면 손상된 부분을 고치라는 신호로 받아들여 세포 스스로 치유물질을 분비해 세포를 정상으로 복구시키는 자연치유력 프로그램을 가동한다. 복부고주파온열 요법은 각종 효소들의 활동성을 강화시켜 신진대사가 좋아지게 만들고, 에너지 생성을 촉진하며, 인체의 면역력을 최상으로 만들어준다. 또 림프순환도 촉진시켜 몸 안의 독소와 노폐물들을 신속하게 배출시킨다. 그리고 위와 장으로 가는 혈류량을 증가시켜 위장세포가 충분한 영양을 공급받아 정상적인 기능을 할 수 있게 해준다. 복부고주파온열 요법을 하면 통증이 완화되고, 스트레스로 인해 활성화된 교감신경을 부교감신경으로 전환시켜 심신이 이완되어 안정화에 도움이 된다.

체온이 올라가면? ——

- 면역력 증가(5배 이상)
- 신진대사 증가(12%)
- 체내 효소작용 촉진
- 뼈 튼튼
- 위장운동 활발(변비 해소)
- 기억력 및 인지기능 향상, 치매 예방
- 자율신경 조절, 뇌 시상하부 활성
- 내장지방 감소

2) 산소가 충만한 몸 만들기 : 고압산소치료 요법

인체가 제대로 일을 하기 위해서는 내 몸 안의 산소량이 중요하다. 우리 개개인의 산소 사용량(생활에서의 활동량)은 다르지만 산소를 마시는 양은 모두 같다. 월급으로 비유를 해보자. 매달 같은 금액이 들어오는 월급쟁이에게 갑자기 큰 지출을 해야 하는 상황이 왔다. 그렇다면 모자란 돈을 어디선가 동원해야 한다. 산소는 월급처럼 체내에 한정된 자원이다. 그런데 질병에 걸리게 되면 갑자기 에너지가 많이 소모하게 된다. 그렇게 되면 그만큼 다른 쪽(산소가 필요한)이 부실해지는 것이다. 또 흡연을 하는 사람이나 운동량이 턱없이 부족한 경우 그렇지 않은 사람에 비해 체내 산소량이 적을 수밖에 없다. 그런 경우 인위적인 방법을 통해서라도 산소를 공급해주어야 질병 확률을 낮출 수 있다.

고용량의 산소를 공급시켜주는 고압산소 치료는 위장질환과 다양한 만성질환에 도움이 되는 치료이다. 위장세포들이 제 기능을 발휘하기 위해서는 에너지가 필요한데, 이 에너지를 제대로 만들기 위해서는 산소 공급이 원활해야 한다. 또 위장에 발생된 염증이 잘 치

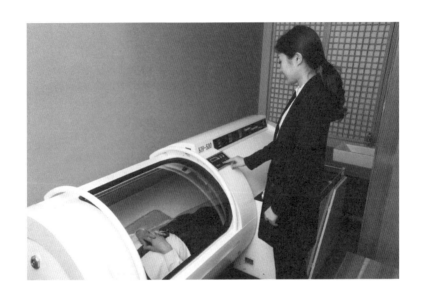

료되지 않는 경우는 위장 쪽의 산소 결핍을 의미한다. 산소가 부족하다는 건 위장으로 가는 혈액순환이 원활하지 않다는 의미와 같다. 산소는 우리 몸이 지방과 탄수화물을 대사하며, 음식을 소화하고, 인체를 해독하고, 박테리아와 바이러스 등을 박멸하고 에너지를 생성하는 데 도움을 준다. 부종을 제거해주고 염증을 줄이며 냉증을 개선해줌은 물론 혈관을 새롭게 만들어준다. 이 외에도 만성통증, 만성요통을 완화시켜주고 알츠하이머 치매 등의 뇌질환 치료에도 도움이 된다. 암 치료 시 고압산소를 병행하면 방사선 치료의 감수성을 높여 치료 효율을 높이고, 부작용으로 발생되는 정상세포 손상을 방지한다.

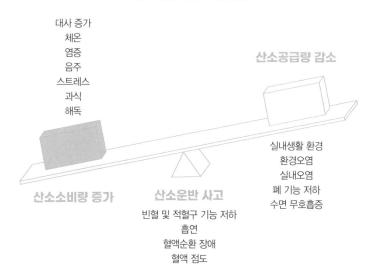

저산소증을 야기시키는 원인

대사 증가
체온
염증
음주
스트레스
과식
해독

산소공급량 감소

산소소비량 증가

산소운반 사고

빈혈 및 적혈구 기능 저하
흡연
혈액순환 장애
혈액 점도

실내생활 환경
환경오염
실내오염
폐 기능 저하
수면 무호흡증

내몸사랑한의원이 온열 요법을 복합적으로 운영하는 이유 ──

내몸사랑한의원은 온열 요법을 하나가 아닌 복합적으로 운영하고 있는데, 그 이유는 하나를 이용할 때보다 2개 이상을 이용했을 때 질병에 대한 치유력이 더 높아지기 때문이다. 위에서 설명한 3가지 온열 요법은 인간의 몸이 각각 다르기에 인체에 주는 치료 효과에도 차이가 있을 수 있다. 즉 어떤 기능은 강하게 작용하지만 다른 기능은 좀 약하게 작용할 수 있다는 뜻이다. 무엇보다 온열 요법을 복합적으로 적용하게 되면 서로 강한 치료 시너지 효과들이 상승작용을 하면서 치료 기간은 짧아지고 치료 효율은 올라가게 된다.

치료, 병을 다스려 잘 낫게 하는 것 ——

치료의 정확한 의미는 '병을 잘 다스려 낫게 한다'이다. 그리고 그 병을 다스린다는 것은 의학의 힘으로만 되는 것은 아니다. 다리가 부러졌거나 상처가 나는 등의 외과적인 부분은 수술이나 약물치료를 통해 즉시 가능하지만, 우리 눈으로 볼 수 없는 몸 안에 생긴 문제들은 결코 간단한 수술로 치료할 수 없거나 한 번의 치료로 완치할 수 없는 경우가 많다. 게다가 부분적인 문제로 병이 생기기보다는 다양한 원인들이 복잡하게 얽혀 순차적으로 병이 생기는 경우가 많으므로 그 근원적인 발병 원인을 짚고 치료하기 위해 노력해야 한다.

특히 기존에 질환이 있거나 현재 불편한 증상이 나타나는 경우에는 근원 치료와 함께 질병의 치료가 병행되어야 한다. 실제로 기능성위장질환이 나타난 경우라면 이미 전신질환을 가진 경우가 대부분이다. 따라서 그 연관성을 모른 채 질병들이 따로따로 일어난다고 생각하는 것은 더 큰 문제를 유발하기도 한다. 그래서 치료가 길어지고 근원 치료도 되지 않는 것이다. 예를 들어, 당뇨가 있다면 당뇨로 인해 발생되는 염증이 위장기능에 영향을 준다. 이런 경우 당뇨와 기능성위장질환은 반드시 병행치료에 들어가야 한다. 또 음식민감성이 있다면 이미 몸이 만성염증 상태에 있다고 봐야 한다. 부신기능 중 하나가 염증 제거인데 이것이 기능을 못하는 상태이므로 부신기능 개선이 병행되어야 한다. 갑상선기능 저하가 있다면 위, 장, 간의 기능을 저하시키므로 갑상선기능을 정상화시키는 치료를 병행해야 한다. 또 혈류장애가 있다면 위와 장으로 가는 혈액이 부족하게 되어 에너지를 만들지 못해 위장이 제 기능을 하지 못하게 되는 것이므로, 이때는 혈액순환을 개선할 수 있는 치료를 병행해야 한다.

처음에 사람들에게 이런 이야기를 하면 들어본 적이 없는 소리라며 매우 의아해한다. 그러나 결국 완치의 쾌거를 맛본 사람들은 대부분 자신의 상태를 정확히 알고 이렇게 병행치료에 들어간 경우였다.

의사는 병에 대한 종합적인 진단을 하고 어떻게 해야 병이 빨리 낫고 재발하지 않을 수 있는지에 대한 가이드를 해주어야 한다. 그리고 환자는 의사의 가이드에 따라 자신의 병에 대해 충분히 이해한 후 적극적으로 치료에 임해야 한다. 특히 식습관과 생활습관에 대한 것은 환자의 역할이 무척 중요하다. 다음 장에는 치료 프로그램과 함께 환자가 스스로 적용할 수 있는 팁들을 알려주겠다.

Chapter 10.
좋은 환자가 실천해야 할
삶을 바꾸는 건강 습관

기능성위장질환뿐 아니라 대부분의 전신질환은 특별한 원인이 아닌 대부분 '음식'과 잘못된 식습관, 생활습관으로부터 비롯된다. 특히 고장 난 몸을 다시 고치기 위해서 중요한 것은 '음식'이다. 우리가 먹는 음식에는 탄수화물, 단백질, 지방, 비타민, 미네랄, 파이토케미칼 등의 영양소 이외에도 곰팡이, 세균, 기생충, 제초제, 살충제, 동물성 식품 내 항생제, 호르몬, 첨가물 등이 같이 섞여 들어온다. 따라서 음식을 고를 때는 맛에 근거해서만이 아니라 내가 먹은 음식이 몸의 세포에 어떻게 영향을 미칠지를 고려해야 한다. 섭취된 음식이 세포 속 효소들의 작동 방식을 바꿈으로써 세포들이 어떻게 행동할지를 말해주기 때문이다.

양파 100g과 과자 100g을 놓고 볼 때 칼로리는 같지만 우리 몸에 일어나는 일은 다르다. 모든 음식에는 기능이 있다. 양파의 경우 케르세틴과 식이섬유 등이 함유되어 있는데, 케르세틴은 장 염증을 개선해 장 건강을 촉진시키는 역할을 하고 비만세포를 억제해 항알레르기 작용을 한다. 또 식이섬유는 단쇄지방산 생산, 장운동을 개선한다. 그런데 과자에는 설탕과 트랜스지방이 함유되어 있는데 설탕은 장내세균불균형, 염증을 유발하고, 트랜스지방은 염증과 세포기능 저하를 일으킨다.

양파와 과자를 예로 들었지만, 우리는 먹는 음식을 선택해야 할 모든 상황에서 이런 부분들을 생각해야만 한다. 대부분 무의식적으로 음식을 선택하고 먹지만, 실제로 음식 하나하나가 우리 몸에 미치는 영향은 매우 크기 때문이다. 특히 기능성위장질환을 앓고 있는 사람마다 증상을 유발시키는 음식이 다르다는 점을 먼저 고려해야 한다. 모든 사람에게 일관되게 적용하기보다는 식이 일지를 쓰는 등의 방법으로 본인에게 증상을 유발하는 음식을 찾아 피하며 제한식이요법을 하는 것이 좋다. 우리는 몸을 고치기 위해 다양한 약을 복용한다. 하지만 실제로 몸을 고치는 약이란 없다. 약은 단지 증상을 완화하거나 증상을 숨기는 역할을 할 뿐 몸을 고치지는 못한다. 병을 만드는 것도 음식, 병을 낫게 하는 것도 음식임을 잊어선 안 된다.

더불어 어떻게 먹느냐도 정말 중요하다. 현대인들의 급하게 먹는 식습관, 밤늦게 먹고 폭식하는 식습관 등은 좋은 소화를 망치고 나아가 몸을 병들게 하는 근본적 원인이 된다. 또 하루하루 무심코 하는 나쁜 생활습관들이 쌓여서 병이 된다. 그러므로 나쁜 식이, 생활습관을 가지고 건강을 지켜낸다는 것은 불가능하다. 인생의 터닝포인트가 있듯이 병을 고치고자 한다면 이런 생활습관들을 바꾸는 습관 터닝포인트가 있어야 한다.

이번 장에서는 기능성위장질환을 개선하고 질병으로부터 완전히 해방되기 위해 개인이 해야 할 노력에 대해 이야기해보자.

식이, 생활습관만 고쳐도 병의 치료가 시작된 셈이다 ──

음식은 무엇을 먹는가보다 무엇을 피해야 하는가가 더 중요하다. 우선, 내 몸에 이상 증상을 만드는 음식을 제거하는 것이 중요한데, 제거를 먼저 한 후 필요한 것을 보충하는 것이 올바른 과정이다. 특히 소화와 관련된 질환을 앓아본 사람이라면 자신에게 어떤 음식을 먹는 것이 좋고, 어떤 음식을 피해야 하는가를 반드시 알고 있어야 한다. 제대로 소화되지 않은 음식물 조각은 독소로 작용해 우리 몸에서 질병을 만들어낸다. 기능성위장질환의 경우 특정 음식에 의해 증상이 악화되거나 완화되기도 하기 때문이다.

따라서 올바른 검사를 통해 내게 잘 맞는 음식과 잘 맞지 않는 음식을 제대로 알아보아야 한다. IgE 알레르기 검사, IgG 음식민감성 검사, 장내세균 검사 등을 통해 정확히 내 몸에 맞는 식이를 알면 치료가 훨씬 수월해진다. 내 몸에서 문제를 일으키는 음식이 무엇인지 알기 위해서는 이 검사들이 필요하며, 검사를 통해 알게 된 음식물들은 가급적 피하는 것이 좋다.

필자는 현대인이 기능성위장질환을 치료하고 몸을 관리하기 위해 반드시 지켜야 할 10가지에 대해 정리해보았다. 이 외에도 많은 것들이 있겠지만 실생활 속에서 습관으로 만들어 지켜야 할 핵심적인 것들만 정리했으니, 병의 근본 치료와 함께 두 번 다시 같은 병이 재발하지 않는 몸을 만들고 싶다면 다음을 잘 지켜보도록 하자.

1) 공복에 따뜻한 물을 자주 섭취한다

최근 가장 자주 듣게 되는 소리가 있다. 바로 "아이스 아메리카노 주세요."이다. 바쁜 일상 속에 커피 한 잔은 짧은 스트레스 해소가 되기도 하고 졸린 오후를 깨우기도 하고 답답한 속을 잠깐 시원하게 만들어주기도 한다. 하지만 커피는 그렇게 자주 마시면서 하루에 따뜻한 물 한 잔도 제대로 마시지 않는 사람들이 정말 많다는 사실에 놀라게 된다.

우리 몸이 건강하기 위해서는 소화가 잘되어야 하고, 소화가 잘되기 위해서는 소화를 돕는 소화효소들이 제때 정상적으로 분비되어야 한다. 소화효소가 분비되는 데 영향을 받는 것이 바로 온도와 PH(산성도)인데, 차가운 것을 먹으면 소화효소가 활성화가 되지 않아 소화기능이 떨어지게 된다. 공복 시 따뜻한 물은 우리 몸의 소화효소가 활성화되게 도와줌으로써 소화기능을 높여준다. 더불어 물은 소화효소가 제 기능을 할 수 있도록 도움을 주기 때문에 자주 마시는 것이 좋다.

아침에 혹은 저녁 시간 공복 때 먹는 따뜻한 물 한 잔을 습관화해보자. 이 간단한 습관이 우리 몸을 살리고 질병치료의 바탕이 된다.

2) 공복에 따뜻한 본브로스를 한 잔씩 먹는다

본브로스는 우리가 흔히 이야기하는 사골이다. 오염되지 않은 소, 닭, 생선의 뼈를 우려낸 국물인 본브로스의 효과에 대해서는 필자의 저서《아픈 사람의 99%는 장누수다》에 자세히 소개되어 있다. 여기서도 간단히 정리하자면, 본브로스에는 콜라겐과 아미노산이 풍부해 손상된 장벽을 복구하는 동시에 몸의 여러 부분에 긍정적인 영향을 미친다. 본브로스는 장뿐 아니라 전신의 염증까지 완화시켜주는 항염증 음식이며, 몸 속 노폐물과 독소를 몸 밖으로 배출시켜 해독 기능을 향상시키고 비타민과 미네랄의 흡수를 도와 중금속이 몸 안에 쌓이는 것을 막아준다. 또한 본브로스에 함유된 젤라틴은 체중감량을 돕고, 그 안에 있는 단백질이 혈당조절과 호르몬의 균형을 맞추어주며, 뼈 건강을 향상시켜 관절 건강에도 도움을 준다. 장을 달래고 소화작용을 도와주는 본브로스는 공복에 수시로 마셔주면 좋다. 이때 중요한 것은 오염되지 않은 소, 닭, 생선의 뼈를 이용하는 것이다. 본브로스는 손상된 장벽을 빠르게 복구시켜 주는 데 탁월하다. 장이 심하게 안 좋다고 느낀다면 사골 국물을 보온병에 담아 3일 정도 수시로 마셔보라. 간헐적 단식과 함께 해주면 장 건강이 빠르게 회복될 것이다. 방목하여 키운 소뼈를 구하기 힘들다면 토종닭을 푹 고아 국물로 대체해도 된다.

3) 폭식, 야식, 과식, 급식 습관을 고친다

폭식과 과식은 현대인에게 매우 익숙한 식습관이 되어버렸다. 휴일이면 텔레비전 앞에서 피자와 햄버거, 치킨을 시켜놓고 주중에 풀지 못한 스트레스를 마음껏 푸는 장면은 우리에게 매우 자연스럽다. 바쁜 일상 속에 끼니를 놓치다가 집으로 돌아가는 길에 포장마차에서 떡볶이, 순대, 튀김을 사다가 배가 더부룩할 때까지 먹는 모습도 흔한 일상이 되었다. 이러한 폭식과 과식은 소화작용에 있어 매우 치명적인 영향을 미친다. 앞에서 말했듯 소화를 정상적으로 하기 위해서는 위산, 담즙, 췌장 소화효소 등의 소화효소가 활성화되어야 하는데, 이 소화효소들은 무한대로 생성되는 것이 아니다. 이렇게 소화효소의 분비는 일정한데 음식이 갑자기 과하게 들어온다면 어떻게 될까? 소화효소의 결핍이 유발되면서 당연히 제대로 음식이 소화되지 못한 채 장으로 내려가 앞에서 말한 각종 기능성위장질환 및 전신질환들이 발생하게 된다.

야식 또한 소화에 악영향을 미친다. 우리 몸은 낮 동안 스트레스와 각종 정제, 가공된 음식과 독소가 든 음식물을 섭취하며 손상된 위장을 밤에 복구한다. 그런데 그 작업을 해야 할 밤 시간에 다시 음식이 들어온다면 복구할 시간이 없어 위장이 더 손상을 입게 된다. 건강한 수면을 방해함은 물론, 휴식을 취하면서 다음날을 준비해야 할 위장이 스트레스를 받고 아픈 채로 있다면 우리 몸의 소화기능은 떨어질 수밖에 없다.

급하게 먹는 습관은 특히 남성들에게서 두드러지게 나타나는데,

충분히 씹어 삼키지 않는 습관은 위산분비 저하를 만들어 역류성식도염 등의 기능성위장질환의 시발점이 된다. 물이나 국에 말아 먹지 말고 천천히 오래 꼭꼭 씹어먹으며, 대화나 음악 듣기를 통해 부교감신경을 활성화시켜 위산과 소화효소가 분비될 수 있도록 하는 것이 좋다. 식전에 사과식초산 한 스푼을 먹으면 위산분비를 촉진시켜 소화에 도움을 줄 수 있다.

폭식, 과식, 야식, 급식이라는 4가지 나쁜 식습관을 반드시 개선하고, 의도적으로 고치려는 노력이 있어야만 고질적인 기능성위장질환 및 전신질환의 치료가 효율적으로 이루어짐을 명심하자.

4) 매일 건강한 지방을 먹는다

현대인의 식습관을 보면 노화를 방지하고 질병에 걸리지 않는 것과는 거리가 먼 듯하다. 트렌스 지방이 가득하고 염증을 증가시키는 음식이 하루 3끼 중 2끼 이상을 차지하는 경우가 대부분이다.

음식을 통해 염증을 유발하는 원인 중에는, 오메가6가 과다함유된 식물성오일을 사용해 불포화지방산 불균형이 일어난 것이 50% 이상을 차지한다. 사람들은 이 사실을 잘 인지하지 못한다. 요리할 때 쓰는 식물성오일(카놀라유, 콩기름, 포도씨유, 옥수수유 등)에는 오메가6가 과다하게 함유되어 있다. 또 사료를 먹인 일반 육류, 곡류 등에도 오메가6가 많이 함유되어 있어 염증을 유발한다. 질병 예방과 치료를 위해 이 균형을 맞춰주는 게 중요하다. 건강한 사람은 4:1의 비율도 괜찮지만 위장질환이 있는 사람은 이 비율을 1:1로 맞춰야

위장의 염증이 개선되고 건강을 유지할 수 있다. 오메가3는 유기농 들기름, 자연산 생선, 방목하여 목초를 먹여 키운 육류, 야생 연어, 방목하여 키운 달걀, 아마씨유 등을 충분히 섭취하거나 오메가3 영양제를 통해 보충해줄 수 있다.

아보카도유, 올리브오일은 건강한 불포화지방산이다. 아보카도유에는 오메가6, 오메가3, 오메가9이 골고루 함유되어 있어 하루에 한 숟가락씩 먹으면 좋다. 올리브오일에는 오메가9이 풍부한데 식사 중에 적정량을 섭취하는 것이 좋다. 또 기버터, 유기농 코코넛 제품은 건강한 포화지방산이다. 특히 유기농 코코넛 제품들은 장내 유해균을 살균하는 역할을 하며, 장세포의 에너지원 및 면역세포의 에너지원을 활성화시키는 에너지원으로도 사용된다. 이 음식들은 식사 중에 섭취하는 것이 흡수율이 가장 좋다.

5) 위장에 염증을 유발하는 음식을 멀리한다

만성염증은 우리 몸에 치명적인 영향을 미치며 질병의 길로 안내한다. 필자가 계속해서 강조했듯 '몸이 아프다'는 것은 곧 '염증이 있다'는 것을 의미한다. 그러므로 몸의 염증을 잘 관리하는 것은 건강을 유지하는 것과 직결된다. 그리고 염증을 관리하는 첫 번째 원칙이 바로 '음식'이다. 음식이 우리 몸에 약으로 작용하게 하기 위해서는 몸에 염증을 유발하는 음식을 피하는 것이 가장 중요하다.

매일 우리를 유혹하는 설탕, 과당, 유제품, 밀가루, 가공식품 등은 염증을 일으키는 주범이다. 이러한 음식은 장벽을 자극하여 장벽을 손상시키며, 장내세균불균형을 만들어 장벽에 염증을 만든다. 정말 내 몸이 질병으로부터 벗어나고 건강한 상태를 유지하고 싶다면 이렇게 염증을 유발하는 음식은 무조건 피해야 한다. 더불어 위장에 자극을 줄 수 있는 음식도 피해야 한다. 한국인이 좋아하는 맵고 짠 음식은 음식 자체로 위장에 염증을 일으키고 자극을 주어 정상적인 소화를 방해한다. 이제 하루 한 잔 이상 마시는 것이 당연해진 커피 속의 카페인도 위장에 자극을 줄 수 있다. 특히 카페인은 개인의 상태에 따라 일정량 이상을 섭취할 경우 하부식도괄약근 조절에 영향을 주어 문제를 일으킬 수 있다. 마지막으로 증상 완화를 위해 먹는다고 하지만 장기화되었을 때 치명적 영향을 미칠 수 있는 약물도 위장에 자극을 준다.

위에서 나열한 요소들은 모두 위장에 자극을 주며 기능성위장질환을 일으키는 단초가 되므로, 치료의 효과를 높이고 싶다면 피하는 것이 좋다.

위장에 염증을 유발하는 주범 음식들 ──

1 밀가루

음식민감성은 인체에 염증을 일으키는데, 밀가루는 음식민감성 중에서도 가장 심각한 글루텐 민감성을 유발한다. 글루텐의 문제는 우리 몸이 소화시켜 분해하기 어렵다는 것이며, 글루텐 조각이 몸 안으로 들어오면 면역계가 글루텐을 침입자로 간주하여 인체를 공격하는 항체를 만든다는 것이다. 불행한 것은 글루텐을 공격하기 위해 만든 항체가 우리 몸을 공격한다는 사실이다. 이것을 자가면역이라고 한다. 글루텐과 항체가 합쳐지면 면역복합체가 되는데, 이것이 몸 안을 돌아다니며 면역반응을 일으킨다. 면역복합체가 너무 많이 형성되어 여러 장기로 돌아다니면서 국소적인 염증, 조직 파괴, 자가면역반응을 일으키는 것이다. 한 예로, 류마티스관절염은 자가면역반응으로 관절이 부어오르고 통증을 유발하는 염증성 질환이다.

현대인들이 장이 좋지 않은 상태에서 글루텐에 대한 노출이 더욱 증가함에 따라 글루텐 민감성의 문제는 더 심각해지고 있다. 특히 우리가 접하는 대부분의 글루텐은 유전자 조작 식품들(GMO)인데, 이는 글루텐 함량도 많아지고 독성도 강해진다는 것이 문제. 이러한 GMO는 우리가 알면서 먹는 밥, 빵, 떡에도 있지만 우리가 알지 못하는 상태에서 먹는 각종 소스, 가공, 정제 식품 등의 여러 음식에도 많이 함유되어 있다.

2 설탕

현대인들이 설탕에 과중독되어 있다. 매장에서 음료나 식품을 고를 때 라벨에 설탕 15g 이상인 음식은 피하는 것이 좋다. 다음은 설탕이 인체에 미치는 영향 4가지 유형이다.

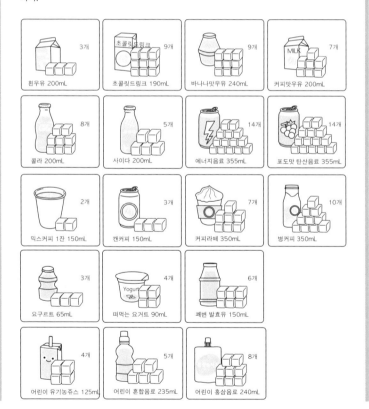

① 설탕을 먹게 되면 장에 있는 칸디다균이 과증식 되어 대사산물이 많이 만들어진다. 이 대사산물이 간에서 독소로 작용해 간을 손상시켜 간기능이 저하되고, 이로 인해 담즙이 저하되어 소화장애가 발생한다. 담즙 저하가 위로 영향을 주게 되면 역류성식도염이 일어나고, 아래로 장에 영향을 주게 되면 과민성장증후군이 생길 수 있다. 입에서 항문까지 혀나 입안이 허는 구내염 등 소화기관 중 어느 부위든 궤양이 생겼다면 내 몸에 칸디다균이 많다는 의미라고 볼 수 있다.
② 칸디다균이 과증식되어 장에 구멍을 뚫어 장에 염증을 만든다. 그러면 음식불내증, 과민성장증후군, 장누수 등 여러 문제가 생길 수 있다.
③ 설탕을 먹으면 고혈당이 되면서 염증이 유발되어 인슐린저항성이 생긴다. 그러면 당뇨가 발생하고 당뇨로 인해 당화 독소가 염증을 일으켜 위장벽을 굳게 하여 담적이 유발된다. 설탕, 녹말 같은 음식을 섭취하여 인슐린이 분비되면 우리 몸을 재생, 복구하는 성장호르몬 분비가 억제되어 질병의 회복이 더뎌진다.
④ 장내세균이 트립토판을 먹고 세로토닌을 만들게 되는데, 설탕을 먹으면 장내세균이 트립토판을 안 먹고 설탕을 우선으로 먹기 때문에 세로토닌을 만들 수 없게 되어 세로토닌 결핍 현상이 일어난다. 그러면 장운동에 영향을 주어 변비가 발생하고 변비로 인한 독소가 전신질환을 유발한다.

3 과당

액상과당은 우리가 건강한 식품이라 알고 있는 과일에서 발견되는 과당과는 다르게 합성으로 만든 과당이다. 액상과당은 에너지원으로 전혀 사용되지 않고 간에 과부하를 주어 간을 손상시킬 뿐만 아니라 비만을 비롯하여 대사증후군과 심혈관질환을 일으킬 수 있는 원인으로 작용할 수 있다. 오늘날 우리가 섭취하는 액상과당의 출처, 양, 노출 기간, 그리고 다른 탄수화물이 과다하게 섭취되는 상황을 몸이 감당할 수 없기 때문에 문제가 되는 것이다.

당분을 과다 섭취할 경우 우리 몸에는 시간의 흐름에 따라 많은 변화가 일어난다. 특히 소화에 관련된 문제는 2가지로 나타난다. 첫째는 위장 문제다. 과당은 음식불내증을 일으키는 음식으로 소화가 되지 않는 건데, 과당은 흡수 장애로 인한 음식불내증을 유발하는 음식이다. 과당이 흡수가 잘되지 않아서 결국 장으로 내려가면, 장에 머물러 작용하면서 가스, 팽만감 등을 생성시켜 과민성장증후군의 증상을 유발한다. 또 물을 장으로 유입시키면서 장운동을 촉진시켜 묽은변, 설사를 유발한다. 둘째는 장으로 가지 않고 흡수되어 간으로 갈 때 생기는 문제다. 과당은 에너지원으로 쓰이지 않기에 간에서 모두 지방으로 전환되어 지방간을 유발하는데, 이 과정에서 발생하는 활성산소에 의해 간이 손상되면 담즙의 저하 원인이 되며 소화에도 악영향을 미친다.

당분 섭취 후 시간의 흐름에 따른 변화

당분 과다 섭취 20분 후

혈당 조절 호르몬 인슐린 분비 증가

인슐린을 만드느라 무리하게 되는 췌장

혈당이 조절되지 않는 당뇨병으로 발전

당분 과다 섭취 30분 후

혈압 상승, 혈관 탄력저하

당분 과다 섭취 40분 후

도파민 수치 과다 증가

중독 증상 유발

당분 과다 섭취 60분 후

면역세포 손상

면역력 저하

4 유제품

유제품은 유당에 의한 음식불내증과 카제인에 의한 음식민감성을 일으킨다.

사람의 인체에는 유당을 분해하는 효소가 없기 때문에 유당은 장내세균의 먹이로 작용하면서 가스, 팽만감 등의 증상을 유발한다. 또 유제품 단백질은 소화가 완전히 안 되는 단백질 덩어리인 카제인을 만든다. 이 카제인은 면역세포에게는 침입자로 간주되어 면역반응을 일으키고, 장기 손상을 유발한다. 덜 소화된 단백질인 펩티드는 위장에 염증을 일으키고 장벽을 손상시켜 펩티드가 혈류로 들어가게 만든다. 카제인 단백질은 적은 양이라도 뇌기능에 부정적인 영향을 주어 자폐증, 조현병 등을 만들고 뇌기능 저하를 유발할 수도 있다.

참고로 피자는 밀가루와 유제품이 조합된 최악의 음식이다. 밀가루를 먹게 되면 글루텐이 위산에 있는 펩신 효소로 소화되면서 엑소르핀이라는 성분으로 변해 마치 아편이나 모르핀에 취한 것처럼 글루텐이 뇌를 자극해 중독을 유발한다.

5 정제, 가공식품, 트랜스지방

트랜스지방은 좋은 지방을 변형시키고 고지혈증과 염증, 지방간, 비만, 불임을 유발하기도 한다. 특히 마가린, 피자, 만두, 치킨, 소시지, 아이스크림, 과자, 빵, 햄버거, 믹스커피 등과 같이 패스트푸드, 인스턴트, 저장이 긴 가공식품, 기름에 튀긴 음식에 많이 들어 있는데, 이러한 인공 트랜스지방은 인간의 뇌기능을 떨어뜨리고 건강을 해친다. 또한 좋은 콜레스테롤을 줄이고 심장질환에 걸릴 위험성과 중성지방 수치를 높이며 동맥과 심장에 손상을 준다. 트랜스지방은 특히 뇌기능에 해로운데 암, 치매, 알츠하이머병, 간 손상, 불임, 우울증과도 관련이 있다. 트랜스지방은 대부분 유전자를 변형한 곡물, 콩 씨앗의 기름으로 제조하므로 건강에 더욱 위험하다. 트랜스지방을 많이 섭취하면 우리 장에 있는 유익균은 줄고 유해균이 증가한다. 이렇게 장내세균이 불균형 상태가 되면, 인체에 치명적인 염증을 유발하는 독소 LPS가 증가한다. 만약 장내세균불균형으로 인해 장누수가 일어난다면 LPS가 온몸으로 들어오면서 염증을 유발해, 인슐린저항성과 렙틴저항성을 만들어내는데, 렙틴 저항성으로 인해 우리 몸은 비만이 되고, 그 외에도 다양한 전신질환이 일어나게 된다.

6) 소화효소를 섭취한다

소화효소는 우리 몸의 에너지 생성과 인체 재생에 필요한 영양소를 분해, 흡수할 수 있도록 도와준다. 위산 부족, 스트레스, 너무 많은 양의 정제, 가공식품을 섭취할 때 이러한 소화효소가 부족해진다.

소화효소의 부족은 심각한 문제를 야기한다. 소화효소가 부족하면 섭취한 음식을 소화시키는 데 너무나 많은 에너지를 사용해야 하므로, 몸은 쉽게 지치고 기력이 고갈되며, 미처 덜 소화시킨 음식이 독으로 작용하여 인체 내부에 염증이 발생할 수도 있다. 이러한 염증 반응은 당뇨나 고혈압, 고콜레스테롤과 같은 대사 문제와 우울, 불면, 불안, 알츠하이머 치매 등의 뇌질환, 습진, 건선 등 피부질환 등과 만성피로, 만성통증, 자가면역 등 다양한 만성 전신질환에 상당한 역할을 한다.

따라서 우리가 섭취하는 음식에 소화효소를 첨가하여 섭취한다면, 소화기능을 올려주고 장 건강 증진에 큰 도움이 될 수 있다. 아보카도에는 지방 소화에 도움이 되는 효소인 리파아제(Lipase)가 함유되어 있으며, 파인애플과 파파야에는 단백질을 분해하는 단백질분해효소인 브로멜라인과 파파인이 풍부하다. 또한, 바나나와 키위에도 소화효소가 포함되어 있으며 생강은 소화 보조제 역할을 한다. 프로바이오틱스도 소화기능을 가지고 있기에 매일 다양한 종류의 프로바이오틱스를 섭취하는 것도 소화기능을 높이는 데 도움이 된다.

7) 식이섬유 섭취를 생활화한다

"식이섬유를 많이 먹어야 건강해진다."라는 말은 여러 건강 도서, 프로그램에서 자주 언급되는 말이다. 그렇다면 왜 식이섬유를 먹어야 건강해질까? 여기에 대해 제대로 답을 해보라고 하면 잘 하지 못한다. "그냥 야채 많이 먹으면 좋은 거 아닌가요?" 정도로 대답할 뿐이다. 그러나 실제로 식이섬유 섭취를 생활화해야 하는 데는 몇 가지 중요한 이유가 있다.

첫째, 장내세균의 균형을 잡기 위해서다.

식이섬유는 장내세균 중 유익균의 먹이가 된다. 유익균이 식이섬유를 먹고 만들어낸 대사산물은 인체의 장벽기능을 강화시키는 등 인체의 약으로 작용한다.

둘째, 식이섬유는 염증을 억제하는 데 도움을 준다.

항산화제, 비타민, 미네랄이 풍부한 야채와 다양한 종류의 색깔 있는 녹색 잎 야채와 십자화과 야채(브로콜리, 양배추, 케일, 꽃양배추 등)는 항염증, 항산화 보충의 효과가 있으므로 매 끼니마다 이런 야채를 섭취해주면 좋다. 과일의 경우 베리류를 섭취하기를 추천한다. 항산화제와 비타민, 미네랄이 풍부하여 몸에서 염증 조절이 가능하다.

셋째, 식이섬유는 불용성을 먹으면 장운동이 촉진되어 변비가 해소되고, 수용성을 먹으면 장운동을 조절해 설사가 개선된다. 마지막으로 식이섬유를 먹으면 독소를 붙잡아서 함께 배출되는 효과가 있으며 콜레스테롤을 낮추는 작용도 한다.

따라서 식이섬유는 기능성위장질환의 개선뿐 아니라 전체적인 건강 개선에 있어서 매우 중요한 식습관이다.

단, 소화장애 치료를 위한 식이를 행할 때, 자가면역질환을 앓고 있거나 소화에 민감한 사람은 가지과 식물을 피해야 한다. 감자, 가지, 토마토, 피망, 고추 등의 가지과 식물들은 독소인 '알칼로이드'를 함유하고 있다. 따라서 일부 소화장애를 앓고 있는 사람이나 자가면역질환을 앓고 있는 사람은 문제가 생길 수 있으므로 섭취에 유의해야 한다.

식이섬유를 섭취하는 가장 큰 이유는 단쇄지방산을 생산해 장 건강과 인체 건강을 유지하기 위해서다. 식이섬유는 장벽을 복구해 점액과 IgA 항체를 생성해 장벽을 튼튼하게 유지하고, 장누수를 방지해 독소가 인체에 유입되는 것을 막는다. 또 [T reg 세포]를 활성화해 식욕을 조절하고, 인슐린민감성을 높여 혈당을 조절하며 지방을 분해해 다이어트를 가능하게 해준다. 더불어 혈뇌장벽을 강화해 뇌기능을 강화한다. 식이섬유는 위장운동을 증가시키고, 장내 유익균을 증가시키며, 포도당 흡수를 지연시킨다.

식이섬유가 많은 음식과 과일 ——

- 사과
- 바나나
- 오렌지
- 딸기(산딸기)
- 포도
- 자몽
- 망고
- 배
- 자두
- 어두운 색깔의 야채
- 감자
- 견과류
- 콩류
- 아보카도
- 귀리

8) 웬만하면 저탄고지 식생활을 추구한다

저탄고지 식단이란 다이어트를 하는 사람에게만 해당하는 거라고 생각하지만 실은 그렇지 않다. 탄수화물을 줄이고 지방을 늘리는 식단은 일반인은 물론 아픈 사람들에게 더 필요한 좋은 식습관이다.

여기서 저탄이란 설탕, 과당, 녹말은 낮추고 식이섬유를 충분히 섭취하여 항염증, 장내세균을 조성하여 불균형을 막고 위장에 자극을 주는 음식을 낮추는 데 의미가 있다. 또 고지라는 것은 중쇄, 단쇄지방산 등의 좋은 지방을 먹고, 오메가3와 오메가6, 오메가9을 균형 있게 먹어 염증을 낮추는 것이 핵심이다. 건강한 지방은 위장에 있는 세포에 에너지를 제공해, 에너지의 기능을 원활하게 한다. 빵, 면, 쌀 등의 탄수화물이 과다한 식습관을 개선하고 유기농 육류와 기버터, 코코넛오일 등의 건강한 지방을 섭취함으로써 체중조절뿐 아니라 기능성위장질환을 예방하고 건강한 몸을 유지할 수 있다.

9) 자연 그대로의 식이를 추구한다

필자는 위장 치료 시뿐 아니라 다른 경우에도 자연 그대로를 추구하는 '팔레오식이'를 추천한다. 팔레오식이는 다음 10가지 원칙을 따른다.

첫째, 인간이 만든 가공식품보다 자연이 주는 음식을 선택하라.

현대인들은 가공식품에 길들여져 있다. 각종 가공, 정제식품과 인공감미료, 조미료, 방부제, 살충제, 제초제, 호르몬, 항생제 등은 가급적 먹지 않는다. 대신 자연 그대로인 음식을 섭취한다.

둘째, 우리 몸을 치유하는 지방을 섭취하라.

식물성오일(대표적으로 식용류)에 함유된 오메가6는 염증을 유발하므로 이것이 함유된 음식 섭취를 줄이고, 지방을 태우고 뇌기능과 에너지 수준을 향상시키는 건강한 지방인 오메가3를 섭취한다. 들기름, 유기농 아보카도유, 코코넛 제품을 충분히 섭취하는 것도 도움이 된다.

셋째, 설탕(액상과당) 섭취를 줄여라.

대부분의 가공식품에는 설탕, 액상과당이 들어 있다. 설탕을 줄여 인슐린 수치를 낮추고, 당분 높은 과일을 최소화해야 한다. 옥수수과당, 정제설탕, 시럽 등에서 얻는 단맛을 버리고 자연에서 얻은 꿀로 대체하는 게 좋다.

넷째, 질 좋은 고기를 먹어라.

가둬진 채 사료를 먹고 자란 육류는 염증을 유발하고 질병에 걸리기 쉽다. 이런 동물들은 심장질환, 암, 만성통증, 비만에 걸리기 쉽다. 반면 자유롭게 방목해 키운 육류는 먹는 사람을 건강하게 만든다. 이렇게 키운 육류는 오메가3을 포함해 건강한 단백질과 지방을 제공한다.

다섯째, 가능하면 발효식품과 발효음료를 섭취하라.

발효식품으로는 생치즈, 목초를 먹고 자란 동물로부터 생산된 요거트, 버터 등의 유제품이 좋으며, 김치, 피클 등 발효된 여러 종류의 채소를 많이 섭취하면 좋다. 발효음료에는 프로바이오틱스, 효소, 유기산 등이 풍부해 건강한 장을 만들어준다. 발효음료에는 코코넛 주스, 홍차, 사과식초산, 레몬수 등이 있다.

여섯째, (오염되지 않은) 바다에서 나는 것 중 나쁜 것은 없다.

생선에는 건강한 동물성 단백질이 육류보다 훨씬 풍부하다. 생선 기름에는 불포화지방산이 풍부해 혈액순환이 개선되는 효과를 볼 수 있다. 단, 양식어류는 가급적 피하며, 수은과 중금속에 중독되었을 수 있으므로 대형 어종은 피해야 한다.

일곱째, 식물성이라는 이름표에 속지 마라. 콩기름, 옥수수유, 캐놀라유 등 불포화지방산이 많은 식물성오일은 먹지 않는다.

단, 압착 공법으로 짜낸 엑스트라버진 올리브오일은 추천한다. 그러나 열을 가하면 변성이 된다는 점에 유의하자. 열을 가하는 요리에는 코코넛버터와 아마씨유를 소량 사용하면 좋다.

여덟째, 동물의 내장과 부산물에 숨은 미량영양소에 주목하라.

목초 먹고 자란 동물의 간, 골수, 뇌, 피 같은 고기의 부산물에는 미량영양소와 불포화지방산이 풍부하다.

아홉째, 탄수화물도 섭취하라.

탄수화물도 섭취하되 밀, 보리, 호밀 등의 곡물(녹말)은 줄이는 게 좋다. 쌀은 먹던 양에서 50%로 줄여 먹고, 식이섬유를 주로 섭취한다. 말린 과일은 당분은 높고 포만감이 적어 조금만 먹는 것이 좋다.

열 번째, 달걀은 OK! 우유는 NO!

달걀 등의 알류는 인류의 단백질 보충원이 되어왔다. 달걀은 방사유정란을 선택하되 달걀 알레르기가 있다면 피하는 게 좋다. 우유도 알레르기가 있으면 피하는 게 좋다. 발효유인 케피어 등은 괜찮다.

10) 알코올 섭취와 흡연을 줄인다

잦은 회식, 피할 수 없는 모임, 혹은 습관적으로 섭취하게 되는 알코올도 위장에 자극을 준다. 특히 알코올이 몸에 들어오면 췌장 소화효소 분비가 저하되어 소화기능이 떨어지고, 위장 벽의 타이트결합이 손상되어 장누수가 발생할 수 있다.

특히, 술을 많이 마시면 소장내세균과다증식(SIBO)이 발생한다. 알코올은 십이지장에 칸디다균을 포함한 세균의 과다 증식을 만들어 위장을 손상시킨다. 현대인들은 막연히 '술이 몸에 별로 좋지 않다.'라는 정도만 알 뿐 알코올은 내 몸에 어떤 직접적인 영향을 미치는지에 대해 잘 알지 못한다. 그래서 습관처럼 술을 접하는 생활을 할 때가 많다. 내가 오늘 마시는 이 술이 내 위장을 어떻게 손상시키는지, 더 나아가 몸의 건강을 어떻게 손상시키는지에 대해 제대로 이해한다면 그 빈도가 조금은 줄어들 수 있을 것이다.

흡연도 위장에 자극을 준다. 위산은 강산성 상태로 장으로 내려오는데, 십이지장에서 중탄산염이 나와 이를 중화시킨다. 그런데 흡연을 하게 될 경우 위산을 중화시키는 중탄산염 분비가 억제되어 십이지장궤양에 걸릴 위험성이 높아진다.

소장에서 음식을 최종적으로 소화할 수 있는 환경은 약알칼리성 상태일 때다. 약알칼리성 상태가 되려면 담즙과 중탄산염이 충분히 분비되어야 하는데, 이 둘의 분비가 저하되면 장이 약산성 혹은 산성 환경이 되어 소화불량이 생긴다. 소화효소가 결핍되어 나타나는 음식불내증 현상이 이 상태에서도 나타날 수 있다.

사소한 생활습관의 변화가 어떤 약보다 탁월하다 ──

우리의 건강한 삶에 음식 다음으로 가장 큰 영향을 미치는 것은 올바른 생활습관이다. 이미 굳어버린 습관은 바꾸기가 너무 힘들지만, 그것이 바뀌기 시작한다면 분명 다른 부분에도 변화가 일어난다. 이번 장에는 건강을 위해 반드시 변화를 시도해야 할 생활습관들에 대해 이야기해보려고 한다. 이 중 1/3이라도 지키기 시작한다면 삶이 얼마나 건강하게 변화되는지를 느낄 수 있을 것이다. 식습관과 생활습관은 의사가 일일이 체크할 수 없는 영역이다. 아픈 사람이 '내 몸을 살리겠다'는 의지를 가지고 실천해나갈 때 비로소 건강한 삶이 시작될 수 있다.

1) 독소배출, 내 몸 사랑 장과 간 해독하기

위장 치료뿐 아니라 건강한 몸을 유지하기 위해서는 기존의 생활습관을 과감히 버리고 새로운 습관을 장착해야 한다. 위장 치료에 도움이 되는 생활습관 중 가장 첫손으로 꼽히는 것은 정기적인 해독이다.

해독은 우리 몸을 깨끗하게 청소하는 일이다. 즉 치료에 방해가 되는 불필요한 것들을 깨끗하게 제거할 때 비로소 치료가 극대화된다는 뜻이다. 해독을 하지 않아 독소가 많은 몸은 인체 곳곳에 만성염증이 있는 상태와 같다. 염증이 많으면 우리 전신에는 다양한 만성질병이 발생한다.

그런데 환경오염이 심해지고 가공식품 섭취량이 늘면서 우리 몸에는 실시간으로 독소가 쌓이고 있다. 스트레스, 수면 부족, 과식 등으로 인해 쌓이는 내부독소와 오염된 식이 섭취, 피부와 호흡기 등을 통해 들어와 쌓이는 외부 독소들은 우리 몸을 아프게 하는 주된 독소들이다. 이처럼 현대인들이 독소를 피할 수 없게 됨에 따라 인체 해독에 대한 관심은 꾸준히 늘어나는 추세다. 서양 의학의 선구자 히포크라테스는 "많은 질병이 독소로부터 온다."라고 말했다. 여기서 독소란 건강이나 생명에 해가 되는 물질이며, 해독이란 생체 내의 세포에서 유독한 물질을 무독한 물질로 바꾸고 안전하게 몸 밖으로 배출하는 과정을 의미한다. 따라서 해독요법이야말로 생명의 파수꾼이라고 볼 수 있다.

해독은 단순이 장을 비우거나 체중을 줄이기 위해서가 아니라 우리 몸에 쌓인 독소를 빼서 염증을 잡고, 각 장기들이 제 역할을 잘 수행할 수 있도록 돕는 데에 그 목적이 있다. 필자는 1년에 한 번 이상 정기적인 해독을 제안하는데, 이때 장 해독과 간 해독은 필수적이다. 또한 해독을 할 때는 유행하는 아무 제품이나 먹지 말고 자신의 체질과 해독 장기들의 상태, 질병 유무에 따라 알맞은 해독 프로그램을 적용해야 치유가 일어난다. 반드시 전문가의 도움을 받아서 자신의 몸 상태를 체크한 후 제대로 된 프로그램을 접할 수 있길 바란다.

① 내몸사랑 장 해독

대장은 우리 몸에서 하수구 역할을 한다. 하수구가 막히면 세균들이 번식하기 좋은 환경이 되어 늘어난 세균들이 건강을 위협하고 많은 질병을 만들어낸다. 따라서 정기적으로 장 해독을 해주면 장벽이 튼튼하게 강화되고 장내세균이 균형을 이루면서 독소 생성이 억제된다. 이에 장운동이 정상화되면 변비, 설사, 과민성대장증후군을 치료하고 예방해준다. 위장질환을 치료하는 데도 매우 도움이 된다. 이에 대해서 좀 더 구체적으로 이야기해보자.

소화가 잘 안 되어 장에 노폐물이 잘 배출되지 않아 쌓이게 되면 독소가 발생한다. 이 노폐물은 실제로 간으로 가서 간에 영향을 주어 담즙분비를 저하시키고, 소화에 악영향을 주며, 노폐물을 더 많이 쌓이게 하는 나쁜 사이클을 만들어낸다. 현대인들의 경우 변비를 앓고 있는 사람들이 많은데, 대부분 이와 같은 케이스로 장에 노폐물이 쌓여 변비로 표출이 되고 이것이 심해지면 숙변이 된다. 이는 곧 장운동이 잘 안 되며 장에 독소와 노폐물이 가득 차 있거나 장벽에 노폐물이 달라붙어 있는 상태다. 이 노폐물은 장벽에서 염증을 일으키고 가스를 발생시킨다. 이 가스 압력에 의해 게실염이 생기고, 장내세균에 의해 대사산물로 독소들이 만들어지면 방어기전으로 독소들을 가두기 위해 용종 등을 만들어낸다. 이 용종이 만성화되면 대장암으로까지 이어질 수 있다. 따라서 치료를 위해서는 장 해독이 필수적이다.

장 해독은 비타민과 미네랄 흡수를 잘할 수 있게 만들어주고, 체중조절에도 도움이 되며, 비만을 예방하고 대장암의 위험을 줄여준다. 장 해독은 임신 확률을 높이고 손상된 장을 빠른 속도로 복구하며, 염증성 장질환을 치료하는 데에도 탁월한 역할을 한다. 자가면역질환과 알레르기질환뿐 아니라 전신질환의 예방과 치료에도 장 해독은 필수적이다.

장 해독을 하면? ———

1   덜 소화된 음식을 대사하여 소화를 돕는다.
2   독소배출을 촉진한다.
3   장세포벽을 안정화시키고 보호한다.
4   비만과 대사증후군을 억제한다.
5   건강한 면역반응을 만든다.
6   염증을 완화시킨다.
7   정신 건강을 강화시켜 불면, 우울, 자폐증, 발달장애를 개선한다.
8   미네랄, 비타민 등의 영양흡수를 촉진한다.
9   가바, 세로토닌 등의 신경전달물질을 생성한다.

② 내몸사랑 간 해독

장에서 해독이 되지 않은 독소가 간으로 쏟아져 들어오면 간기능이 떨어지게 된다. 간은 생명과 직결된 장기로 인체에서 500가지 이상의 기능을 수행하고 있으며, 1,000가지 효소를 생산한다. 인체의 화학공장이자 혈액은행이라 불리는 간은 에너지 관리, 호르몬 분해와 대사, 살균작용, 독성물질 해독작용, 혈압 조절, 항체 생성, 지방대사, 면역체계 유지 등 수많은 역할을 담당한다. 그러나 무엇보다 중요한 역할은 해독이다. 간에서 생산하는 담즙은 장에서 지방을 소화하는 역할을 하는데, 간기능이 떨어지면 담즙 생성이 저하되어 전체적인 소화기능을 떨어뜨린다. 그러면 소화가 되지 않아 노폐물을 다시 만들어내는 악순환이 반복된다. 담즙은 지방 소화를 할 뿐만 아니라 장운동을 촉진하여 배출을 원활하게 해준다. 또한 세균에 대한 살균기능도 있어 유해균의 증식을 막으면서 장내세균균형을 만드는 데도 관여한다.

몸 안에서 생성되는 내부독소인 대사 노폐물과 독소들, 스트레스 호르몬, 성호르몬들도 사용이 끝나면 독소로 작용하기 때문에 이를 몸 밖으로 내보내야 한다. 그리고 이 일을 담당하는 것은 간이다. 따라서 간은 항상 건강한 상태를 유지해야 하는 것이다. 매일 독소들과 싸우는 간의 기능을 정상으로 유지하고 소화가 잘 이루어지기 위해서는 정기적으로 간 해독을 해주어야 한다.

간 해독을 하면? ──

1 강력한 살균작용을 통해 혈액순환 및 혈액정화를 돕는다.
2 항산화 작용을 한다.
3 간기능을 강화하고 간세포의 재생을 촉진한다.
4 소화기능을 향상시킨다.
5 기억력을 향상시킨다.
6 고혈압과 동맥경화를 예방한다.
7 장운동을 촉진하여 배설능력을 강화한다.
8 피로개선의 효과가 있다.
9 위장, 비장, 뼈를 튼튼하게 하고 신장을 보호한다.

내 몸을 해독하는 매일 습관 10 ──

1 좋은 물을 마셔라.
2 항염증 식이를 섭취하라.
3 간헐적 단식을 하라.
4 규칙적으로 운동하라.
5 야채주스와 야채식을 즐겨라. → 녹색 잎, 색깔 있는 야채, 십자화과 야채(양배추, 케일, 꽃양배추, 시금치, 브로콜리 등) 등으로 주스를 만들면 도움이 된다.
6 원적외선 사우나를 사용하라.
7 수면의 질을 높여라.
8 필수지방산을 섭취하라(오메가3와 오메가6을 1:1 비율로 균형 있게 섭취).
9 장운동성을 향상시켜라. → 장 해독(유산균 섭취)
10 고품질의 해독 시스템을 사용하라. → 전신 해독

2) 소식을 추구하며, 하루에 16~18시간 간헐적 단식하기

한때 '1일 1식'이 유행한 적이 있다. 1일 1식의 핵심은 공복 시간을 늘리고 소식을 한다는 데 있다. 소식은 과식, 폭식과는 반대되는 개념이다. 소식을 하면, 많은 음식의 소화로 늘 결핍되어 있는 소화효소가 정상적으로 분비되어 소화작용이 촉진된다. 간헐적 단식은 야식과 반대되는 개념으로 우리 몸의 장기들이 복구, 재생할 수 있는 시간을 충분히 제공해주어 몸이 자연적으로 치유되는 시스템을 유지하게 만들어준다. 간헐적 단식에 대해서 조금 더 구체적으로 이야기해보자.

간헐적 단식은 쉽게 말해 하루 세 끼 식사와 간식이라는 사회적 프로그래밍으로부터 벗어난다는 걸 의미한다. 간헐적 단식은 잘못된 식습관이 이어지는 일상에 리셋 버튼을 눌러주는 것과 같다. 하루에 16~18시간 단식, 주일에 한 번은 24시간씩 간헐적 단식을 해주면 설탕에 대한 갈망이 줄어들며 에너지가 회복되고 높은 질의 수면을 취할 수 있다.

내 몸의 리셋 버튼 간헐적 단식의 5가지 효과 ——

1 면역조절능력을 향상시킨다
면역시스템이 장내세균수를 조절하여 면역조절의 훌륭한 조율자 역할을 한다.

2 자가포식작용을 촉진한다
세포의 비정상 성장, 독소, 만성염증으로부터 두뇌와 조직을 보호한다. 세포 내 바이러스와 기생충들을 제거하고, 암 발달을 억제하는 세포가 집을 청소하고 쓰레기를 재활용하는 셈이다.

3　유전자 복구과정을 통해 조직재생을 촉진시킨다

성장호르몬이 조직재생과 치유에 관여하는데 24시간 동안 단식을 하면 남자의 성장
호르몬 분비는 2000%, 여자는 1300% 증가한다.

4　인슐린민감성을 촉진시킨다

음식 섭취가 줄어들면 세포막은 인슐린에 더 민감해진다. 반대로 음식섭취량이 많으
면 세포가 스트레스를 피하기 위해 인슐린에 대해 덜 민감해지려고 한다. 이 결과로
인슐린이 증가하고 지방저장이 늘어나고 산화스트레스가 증가하며 결국 염증이 발
생한다.

5　만성질환을 줄여준다

암세포는 정상세포보다 인슐린수용체가 10~70배 더 많은데, 간헐적 단식은 암세포
를 굶기고 활성산소에 대한 손상에 취약하게 만든다.

3) 나만의 현명한 스트레스 관리법 찾기

　본인도 인지하지 못하는 사이에 스트레스를 받으면 위장 계통의
혈액순환이 줄어들기 때문에 소화가 안 될 수밖에 없다. 그래서 치
료를 위한 생활습관 개선에 있어 가장 핵심적인 것 중 하나가 바로
스트레스 관리다. 스트레스를 받으면 우리 몸은 뇌의 변연계(감정중
추)와 연수(신경중추)가 영향을 받아 교감신경이 활성화된다. 그리고
온몸에 퍼져 있는 이 교감신경은 신체를 긴장 상태로 만든다. 이로
인해 입과 식도에서는 점막을 촉촉하게 만드는 점액의 분비가 잘 이
루어지지 않게 되고, 위장은 연동운동 기능이 떨어져 위산 소화효소
분비가 줄어들게 된다. 즉 음식물을 먹더라도 몸이 제대로 분해·흡
수하지 못하게 되는 것이다. 따라서 기능성위장질환이 있다면 식사
할 때 최대한 편안한 마음으로 하는 것이 중요하다.

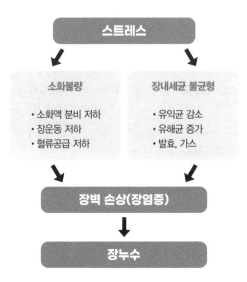

스트레스로 인해 장누수가 일어나는 과정

스트레스는 나만의 관리법을 찾는 게 매우 중요하다. 요가, 명상, 심호흡, 적당한 운동, 음악감상 등 '이완 요법'이라 불리는 여러 가지 방법 중 나와 가장 잘 맞는 것 하나를 선택하고 실천해보자. 주말에 자연을 벗삼아 시간을 보내는 것도 좋은 방법이다. 마사지나 온열 요법 등도 자율신경을 조절하는 좋은 스트레스 대처법이다.

만성 스트레스에 따른 질병 발생 과정

- 신경 예민의 지속 → 신경증 유발
- 수의근육 수축의 지속 → 근육통 유발
- 위 및 장 근육 이완의 지속 → 소화장애 유발
- 맥박의 지속적 상승 → 자신의 심장박동을 불편하게 느끼는 심계항진 유발
- 혈압의 지속적 상승 → 고혈압 유발
- 호흡의 지속적 상승 → 호흡 질환 유발

- 혈당의 지속적 상승 → 당뇨병 유발
- 피부 혈액순환의 지속적 감소 → 피부병 유발
- 혈관 수축의 지속 → 사지의 마비
- 혈액 내 지방의 지속적 증가 → 심장혈관병 유발
- 간 및 근육에 저장된 에너지의 지속적 소모 → 만성피로증 유발
- 비장에 저장된 혈구의 지속적 강제 동원 → 혈액병 유발

4) 질 높은 수면 추구하기

수면의 질을 높이는 것 역시 위장 치료를 위한 생활습관에서 필수적인 요소 중 하나이다. 수면은 낮에 손상된 세포와 조직, 그리고 장기와 두뇌를 청소해 내일을 준비할 수 있게 해준다. 즉 치유기능과 해독기능을 해주는 것이 바로 수면인 것이다. 낮 동안 들어온 모든 음식을 소화하기 위해 위장은 쉴 새 없이 일하느라 밤이 되면 지치게 된다. 질 높은 수면을 통해 손상된 위장을 자체적으로 치료해야 다음 날 정상적인 소화작용이 일어날 수 있으므로 밤늦게까지 깨어 있다는 것은 위장에 치명적인 결과를 안겨준다. 특히 수면 4시간 전에는 반드시 식사를 마치고 야식은 금하며, 11시에는 수면에 들어가 최소 7~8시간 정도는 수면을 충분히 취하는 것이 좋다.

더불어 치유호르몬인 멜라토닌은 어둠이 시작되면 뇌에서 분비되어 항산화와 항암작용, 그리고 면역작용을 한다. 성장호르몬 역시 치유호르몬으로, 주로 새벽 1~3시 사이에 가장 많이 분비되어 손상된 신체를 복구하고 재생 및 두뇌의 청소작업을 병행한다. 성장호르몬은 지방을 에너지로 사용하며, 유전자 복구 재생 프로그램을 가동시켜 인체의 자연치유력을 최대한 극대화시킨다. 따라서 숙면을 취하

게 되면 수면 중에 항염증 작용과 항산화 작용이 이루어짐으로써 면역력이 증진된다. 또한 장의 성장인자 분비 역시 촉진되어 장세포가 생성되어 장의 치유, 복구 능력이 극대화되는 효과를 볼 수 있다.

파란빛은 수면 취하기를 방해하므로 휴대폰, 노트북, TV에서 나오는 빛은 차단하는 것이 좋으며, 온도도 수면에 영향을 주므로 약간 서늘한 정도가 수면을 취하기에는 좋다. 자기 전에 족욕을 하면 부교감신경이 항진되어 숙면에 도움을 준다.

5) 매일 규칙적으로 약간의 유산소 운동하기

규칙적으로 하는 운동이 얼마나 좋은지는 누구나 알고 있다. 바쁜 일상에 치어 가장 실천하기 힘든 것이 바로 운동이기도 하다. 그러나 매일 10분씩이라도 시간을 내어 간단한 스트레칭을 실천한 사람과 그렇지 않은 사람의 노화 상태를 보면 눈에 띄도록 차이가 난다고 하니 그 효과가 얼마나 엄청난지 알 수 있다. "운동할 시간이 없다고 생각하는 사람들은 조만간 질병에 걸린 시간을 가지게 될 것이다."라는 말도 있지 않던가.

운동을 하면 우리 몸에서 에너지를 만들어내는 공장인 미토콘드리아의 수와 기능이 향상되며 모세혈관이 생성된다. 무산소 운동은 근육을 만들어주고 유산소운동은 혈액순환을 촉진하며 독소와 노폐물이 배출되는 것을 도와준다. 그래서 오랫동안 유산소운동을 해온 사람들의 경우 피부가 맑고 혈액순환이 잘 되는 경우가 많다.

운동을 하면 체온이 상승되는 효과를 통해 면역력도 강화되고 체내 산소량도 증가한다. 운동을 하지 않는 사람보다 훨씬 숙면을 취할 수 있다는 장점도 있다. 스트레스를 운동으로 해소하는 사람들도 많은데, 실제로 운동을 하면 엔도르핀이 분비되어 기분의 변화도 느낄 수 있다. 또한 몸을 많이 움직이지 않는 사람에 비해 치매에 걸릴 확률도 훨씬 줄어드는데, 이는 운동을 통해 뇌세포의 기능이 강화되기 때문이다. 체중조절에도 당연히 도움이 된다.

식후 산책은 소화효소 분비를 촉진하여 소화를 원활하게 해준다. 무엇이든 과한 것은 안 하는 것보다 못하다고 했으므로, 운동은 무리하지 않는 선에서 가볍게 매일 지속하는 게 중요하다. 걷기, 산책하기 등이 좋은 예이며 수영도 많은 도움이 된다. 특히 하루 40분 내외의 유산소 운동을 꾸준히 하면 체중 관리는 물론 체온 관리, 산소 공급 등에 영향을 주어 위장기능을 활성화하는 데 도움이 된다. 과도한 운동은 인체에 스트레스 반응을 유발해 소화기능을 억제하여 위장을 손상시킬 수 있으므로 자신에게 잘 맞는 운동을 선택해 지속해보자.

6) 정기적으로 소화 상태 점검하기

기능성위장질환 및 만성질환의 근본 원인을 알기 위해서 꼭 필요한 검사에는 3가지가 있다.

① 장내세균 검사

장내세균을 검사하면 나의 병이 왜 발생되었는지 알 수 있기 때문에 근본치료를 원하는 경우 필수적인 검사다. 특히 기능성위장질환에서 장내세균 검사는 필수적이다. 장내세균 검사를 하면 다음 6가지를 확인할 수 있다. 장내에 존재하는 다양한 세균 중에서 유익균의 비율을 확인하여 장내의 환경 및 건강상태를 확인할 수 있고, 장내환경 상태를 관찰할 수 있으며, 지속적인 모니터링을 통해 장내에 존재하는 유익균과 유해균 및 기회균의 구성 변화를 확인할 수 있다. 이를 통해 장 해독을 해야 하는지 여부를 파악할 수 있다. 이 검사를 통해 비만이 될지 날씬한 몸이 될지도 파악할 수 있으며, 당뇨, 고혈압, 고지혈 등 대사증후군과의 연관성까지 파악할 수 있다.

② IgG 검사, IgE 검사

우리 몸은 기본적으로 음식에 민감하며, 그 음식이 무엇인지는 각각의 사람마다 검사를 해보지 않고는 알 수 없다. 음식민감성의 경우 약 72시간 정도의 시간을 가져야만 증상이 나타나기에 누가 어떤 음식에 민감증이 있는지 검사를 해보지 않고서는 알 수가 없다. 그래서 특히 위장질환이나 만성질환이 있는 사람은 IgG 검사가 중요하다. IgG 검사는 음식민감성에 대한 검사이고, IgE 검사는 즉각적으로 반응하는 급성 알레르기에 관련된 검사다. IgG 검사를 하면 내가 어떤 음식에 민감성을 가지고 있는지 알 수 있다. 음식민감성은 염증 정도를 알 수 있기에 민감성이 많다면 내 몸이 만성염증 상태라는 의미와 같다.

진료를 하다 보면 대부분의 과민성장증후군을 앓는 사람들이 한

가지 이상의 음식민감성을 갖고 있는 것을 보게 된다. 이들의 경우 적게는 1~2개에서 많게는 10여 개 이상의 음식에 대해 음식민감성이 있다. 음식민감성이 많으면 많을수록 그 사람의 몸은 만성화되었을 확률이 높은데, 이때는 부신기능을 회복해야 하므로 치료 역시 그만큼 어려워진다. 심지어 사람마다 음식민감성이 다 다르므로 검사를 통해 파악한 내용을 바탕으로 음식을 하나씩 제거해나가는, 개인 맞춤치료가 반드시 필요하다.

③ 유기산 검사

유기산 검사는 질병을 진단하는 검사가 아니다. 소변검사를 통해 나온 대사산물을 토대로, 환자의 생화학 균형에 대한 정보를 탐색하여 비타민 및 호르몬 대사 에너지 순환기능, 장벽의 상호작용, 신경전달물질대사 산물 및 근육기능의 지표를 보여주는 검사다. 뿐만 아니라 인체의 에너지 생산 과정의 중간대사물을 이용하여 에너지 생산 경로의 이상을 파악하고, 효율적인 에너지 생산이 가능하도록 치료할 수 있게 하는 보조 검사다. 도대체 내 몸에서 무슨 일이 벌어지고 있는지 정확히 알 때 질병치료도 쉬워지고 질병도 예방할 수 있다. 유기산 검사는 내 몸에서 필요한 것이 무엇이고 부족한 것이 무엇인지 또 과다한 것은 무엇인지와 몸 안에서 무슨 일이 벌어지고 있는지 알 수 있게 해준다.

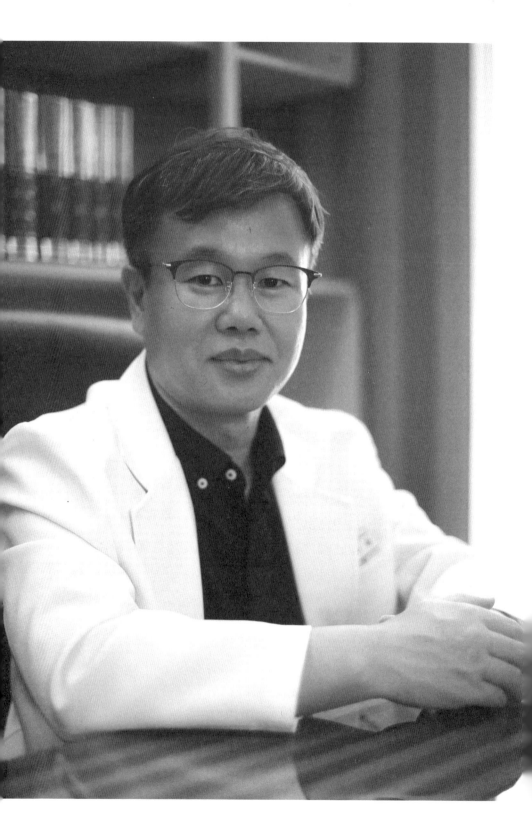

• • • 내몸사랑 한의원 소개 • • •

• 홈페이지 : www.healingin.co.kr   • 블로그 : blog.naver.com/wepe77

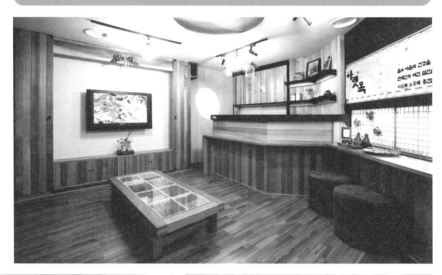

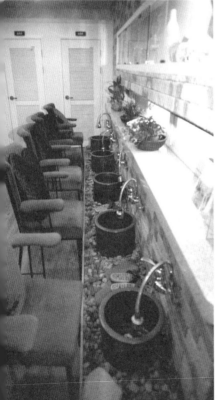

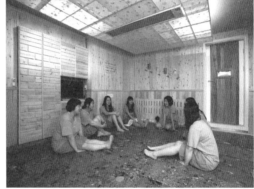

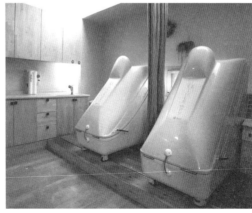

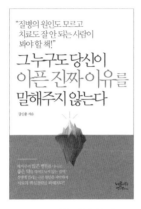

그 누구도 당신이 아픈 진짜 이유를 말해주지 않는다

원인 모를 질병이나
만성질환으로 고통받는 이들에게
일시적 회복이 아닌
확실한 완치의 길을 알려주는 건강 지침서.

28년간 수많은 임상과 연구를 통해 '질병에 걸리는 근본 원인'을 정리해온 저자 강신용은 이 책에서 질병이 만들어지는 우리 몸의 시스템에 대해 낱낱이 알려주며 근본 원인을 찾아서 근원 치료로 나아갈 수 있게 도와준다. 우리 몸을 아프게 하는 근본 원인 5가지와 질병에 걸렸을 때 눈에 보이지 않는 우리 몸의 4가지 상태를 연구하여, 건강한 몸을 만들기 위한 9가지 시스템을 체계적으로 풀어낸 책이다. 책에서는 소화장애, 장누수, 면역 불균형, 독소과다, 스트레스, 그리고 혈액순환 장애, 저산소, 저체온, 만성염증 같은 질병의 근본 원인을 총망라하며 우리 몸이 '아픈 진짜 이유'를 속 시원히 알려준다.

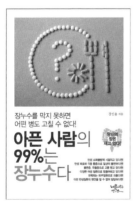

아픈 사람의 99%는 장누수다

질병의 도미노를 일으키는 핵심 원인,
'장누수'를 잡아라!

병이 시작되는 핵심적인 원인은 반드시 존재한다. 저자는 그것이 바로 '장누수'이며 인간은 결국 '장 건강'을 어떻게 유지하느냐에 따라 평생 건강한 몸으로 살 수 있는지의 여부가 달려 있다고 이야기한다. 지난 수년간 원인 모를 질병으로 고통 받는 사람들과 여러 질병을 동시에 안은 채 질 낮은 삶을 살아온 수많은 환자들을 치료하면서 저자는 '장누수' 치료의 중요성과 회복 방법에 대해 연구해왔고, 그 결과를 이 책 속에 녹여내기 위해 노력했다. 장누수의 원인과 과정, 장누수로 인해 일어날 수 있는 질병과 치료 방법까지… 여러 근거 자료와 연구 결과, 실제 임상 자료들을 바탕으로 낱낱이 파헤친다.

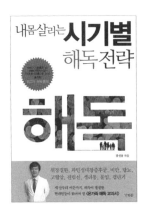

시기별 해독 전략

채움을 위한 비움,
우리 몸을 자연으로 되돌리는 첫걸음 '해독'

'건강하게 오래 살기'의 키워드로 최근 부각되고 있는 것이 바로 '해독'이다. 이 책의 저자인 강신용 한의사는 요즘 TV 건강프로그램들이 가장 선호하는 한의사 중의 한 사람으로, 쉬운 용어와 자세한 해설로써 대중에게 해독이 무엇인지 알려주는 역할을 하고 있다. 특히 이 책은 해독의 본질과 원리를 알기 쉽게 설명하는 1장과 2장으로 해독의 개념을 이해하고 나면 곧바로 유년기부터 청소년기, 청년기, 장년기, 노년기까지 온가족의 연령대에 맞는 해독의 실용적인 전략을 살필 수 있게 정리되어, 가족 건강을 어떻게 챙길까 염려하는 엄마들에게 큰 도움을 준다. 또한 임신을 준비할 때의 해독, 산모의 해독, 태아의 해독 등 출산 관련 해독과 더불어 미용 해독, 성형 후 해독의 길까지 두루 풀어주고 있어 여성들 자신을 위한 해독 안내서로 모자람이 없다.

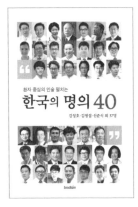

한국의 명의 40

가장 먼저 환자의 고통과 아픔을 생각하며
인술을 펼치는 한국의 명의 40인

『한국의 명의 40』에 수록된 40인의 의사는 모두 특정분야에서 십수 년씩 또는 수십 년씩 환자를 진료하며 학문적 연구를 병행해온 분들이다. 또한 해당 치료 영역에서 다른 의사들이 이뤄내지 못한 치료 성과를 만들어낸 분들이다. 다른 의사들이 걸어온 길을 그대로 답습하지 않고 많은 시간과 비용과 에너지를 투자하여 치료법을 개발하고 그것을 과학적 근거로 입증하기 위해 노력하였다.

제대로 알면
못 고치는 위장병은 없다

펴낸날   초판 1쇄 2022년 3월 18일

지은이 강신용
펴낸곳 내몸사랑연구소
출판등록 2015년 10월 6일 제406-251002015000190호
(07788) 서울 강서구 마곡중앙로 161-8, 두산더랜드파크 B동 1104호
전화 02)6365-2001   팩스 02)6499-2040
8_day@naver.com

ISBN 979-11-87509-54-7 (03510)

이 도서의 국립중앙도서관 출판시도서목록(CIP)은 서지정보유통지원
시스템 홈페이지(http://seoji.nl.go.kr)와 국가자료공동목록시스템
(http://www.nl.go.kr/kolisnet)에서 이용하실 수 있습니다.